MCTオイルをプラスでさらに効果的

ケトン体でやせる!
バターコーヒーダイエット

監修
宗田マタニティクリニック院長
宗田哲男

河出書房新社

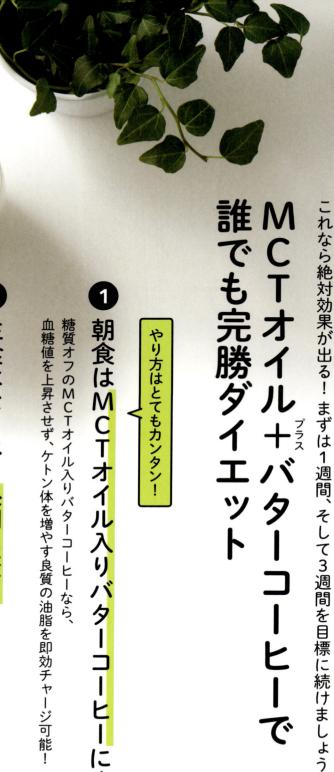

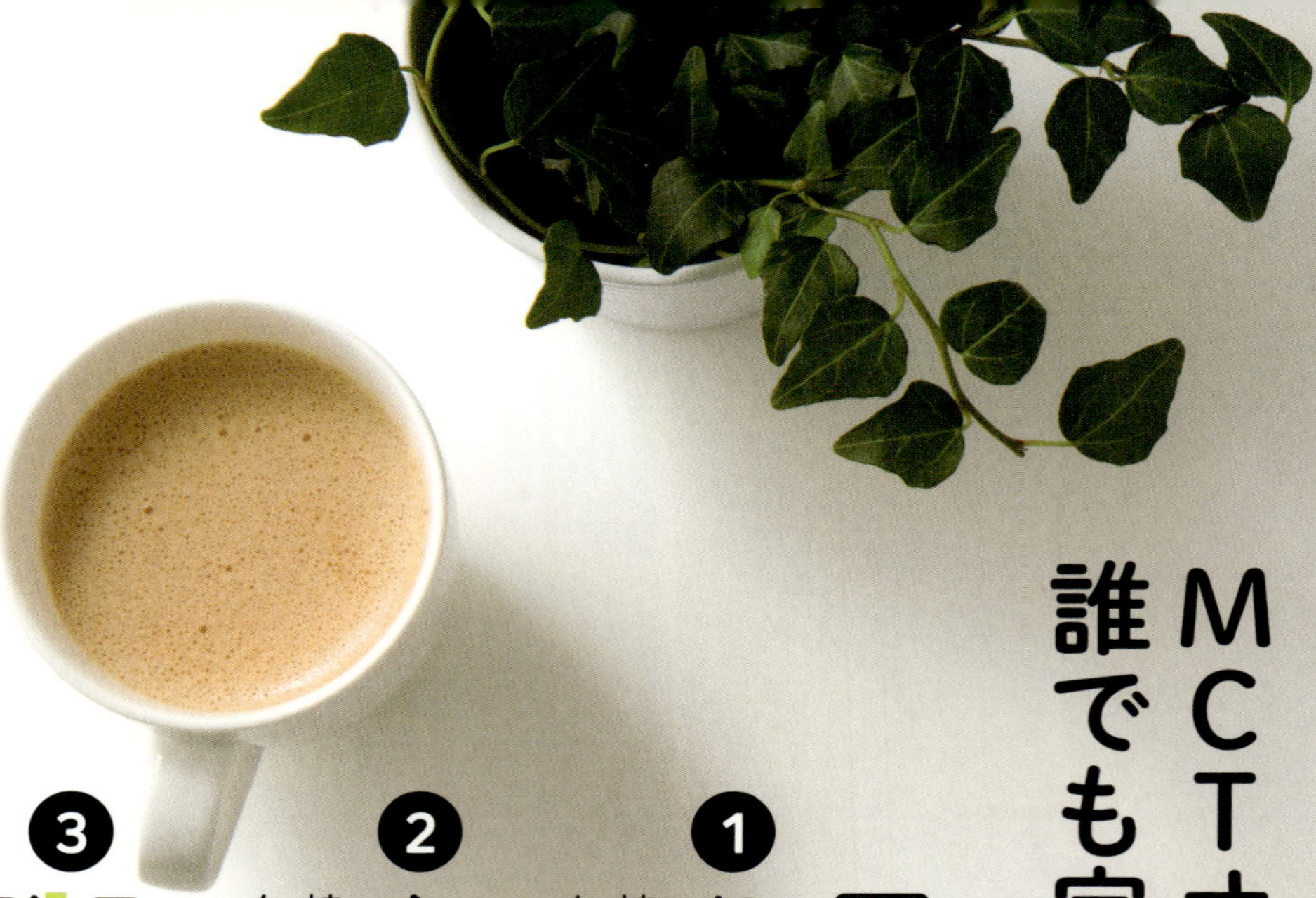

これなら絶対効果が出る！ まずは1週間、そして3週間を目標に続けましょう

MCTオイル＋《プラス》バターコーヒーで誰でも完勝ダイエット

やり方はとてもカンタン！

1 朝食はMCTオイル入りバターコーヒーにする

糖質オフのMCTオイル入りバターコーヒーなら、血糖値を上昇させず、ケトン体を増やす良質の油脂を即効チャージ可能！

2 主食はなるべく昼間に摂る

糖質を摂るなら昼食がおすすめ。昼食後に血糖値が上がっても、夕食時に糖質を制限すれば、ケトン体が出る時間を長く確保できます。

3 昼食と夕食は、栄養たっぷりな強度別糖質制限食でケトン体を出す

体内の蓄積脂肪が自然に燃えるケトン体質になれば、ダイエットは大成功！ケトン体質の獲得に向けて、ダイエットの強度を選ぶことができます。

今話題のバターコーヒーは、ここがすごい！

単なる糖質制限ではなく、朝食をバターコーヒーにするだけで、体内の蓄積脂肪が燃焼し、スリムで疲れ知らず、かつ集中力アップの体質になります！

MCTオイルは、最強のダイエットオイル

MCTオイルとは、中鎖脂肪酸１００％の油のこと。体内に入ると、すぐに肝臓に届き、速やかに分解されて、ケトン体に変わる最強の注目オイルです。

ケトン体質になると、こんな健康効果が！

脂肪を燃焼して生きるエネルギーを作るのが、ケトン体質です。糖質の摂り過ぎで起こる血管や細胞の炎症を防ぐため、糖尿病、ガン、認知症などの症状が改善します。

やせるコツは、インスリンをコントロールすること

糖質からエネルギーを作っても、まだ余っているブドウ糖は、インスリンがせっせと脂肪として蓄えます。

肥満ホルモンの別名を持つインスリンの分泌を抑えるのが、ダイエットの最初の一歩です。

朝食をバターコーヒーにするだけでOK！

前日の夕食で主食の糖質を抜き、朝を糖質オフのバターコーヒーだけにすることで、ケトン体を作れる時間を長時間確保できます。

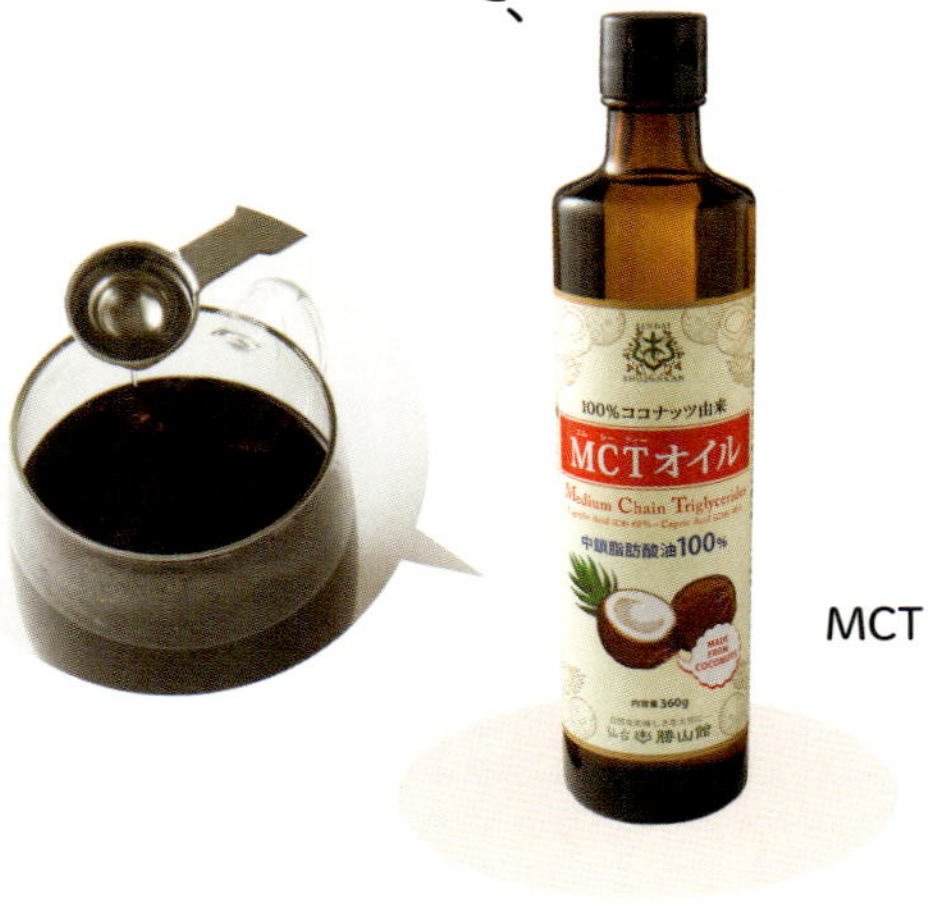

MCTオイル

Contents

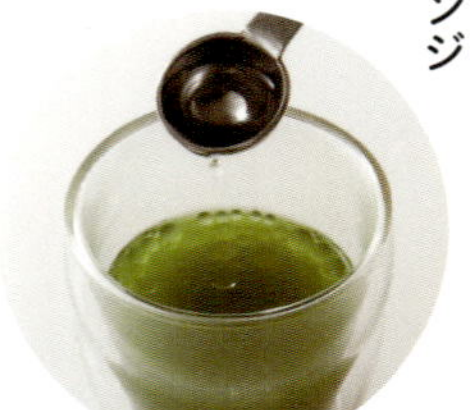

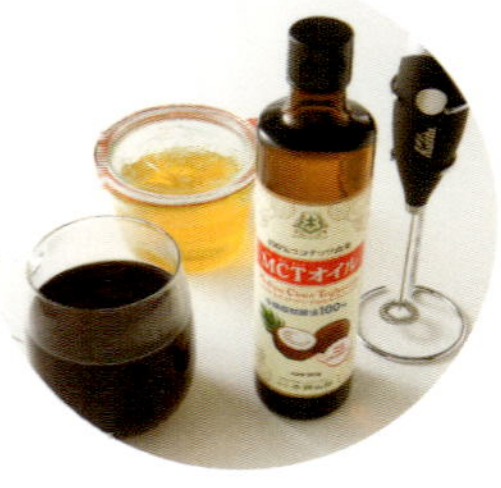

本書の使い方

- 大さじ1は15㎖、小さじ1は5㎖です。
- 本書で使うMCTオイルは大さじ1＝12g、小さじ1＝4gとしています。
- 熱量（kcal）や糖質量、たんぱく質量、脂質量は基本1人分で計算しています。作りおきは一部全量で計算しています。

Part 3

まずは1週間、そして3週間と続けましょう

バターコーヒーダイエットのやり方

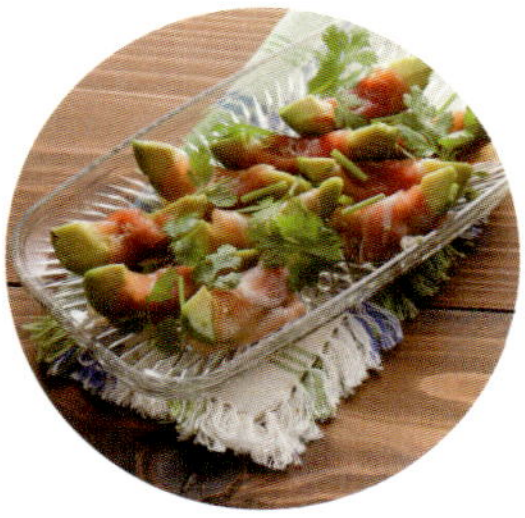

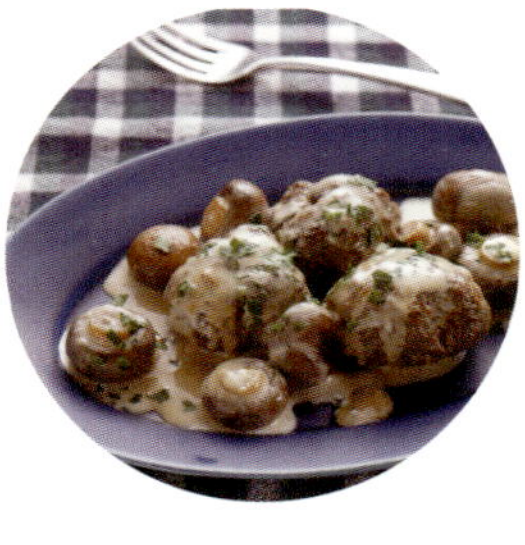

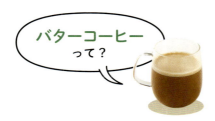

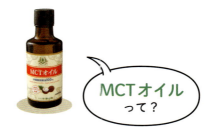

バターコーヒーって？

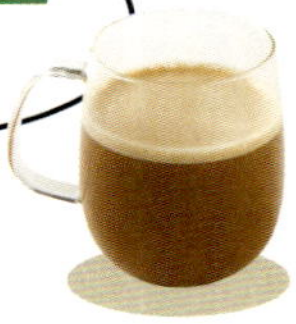

朝食を、MCTオイルと良質な無塩バターやギー（加熱して純度を高めたバター）を加えたバターコーヒー「完全無欠コーヒー」だけにするダイエット法。アメリカのIT企業家が、50kgもの減量に成功したことで「完全無欠ダイエット」として話題となっています。

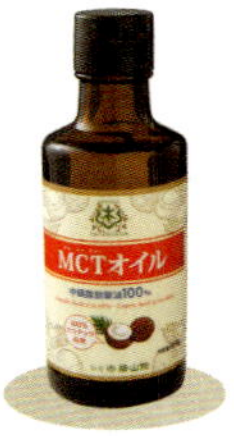

MCTオイルって？

中鎖脂肪酸（Mediam Chain Triglyceride）100%のオイルのこと。中鎖脂肪酸は、体内の脂肪を燃焼してエネルギーにするケトン体の働きを強化します。

バターコーヒーダイエットのルール

＼やり方はとてもカンタン！／

① 朝食はMCTオイル入りバターコーヒーだけにする

※以下「バターコーヒー」はMCTオイル入りバターコーヒーの意。

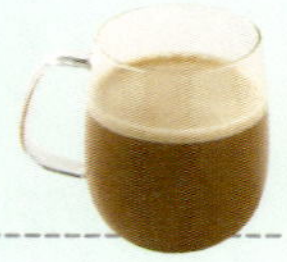

② 主食はなるべく昼間に摂る

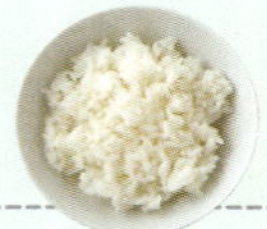

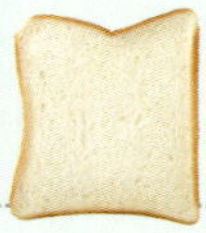

③ 昼食と夕食は、栄養たっぷりな強度別糖質制限食でケトン体を出す

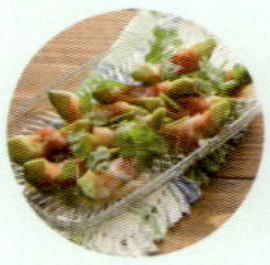

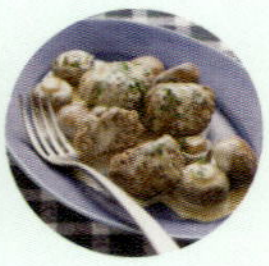

3つの食事パターンを選んで、ダイエットを始めましょう！

初級 ＞ 朝 バターコーヒー ＋ 昼 普通の食事 ＋ 夜 主食抜きの食事

中級 ＞ 朝 バターコーヒー ＋ 昼と夜 主食抜きの食事

上級 ＞ 朝と昼 バターコーヒー ＋ 夜 主食抜きの食事

※ダイエットをする場合には、一日の糖質摂取量を50gまでに抑えましょう。

●バターコーヒーダイエットをやってはいけない人

腎臓病、すい炎、肝硬変、長鎖脂肪酸代謝異常などの人は、実践を控えてください。

また、糖尿病で、インスリン注射をしていたり、経口血糖降下薬（オイグルコン、アマリールなど）を服用していたりする場合は、これらの薬をとりながら糖質制限を行うと低血糖症が起こる可能性がありますので、必ず医師に相談してください。

医師から実行を止められる場合には、糖質制限を進めている病院や医師にセカンドオピニオンを受けることをおすすめします。

こうした病院や医師は、一般社団法人日本糖質制限医療推進協会のホームページ（http://www.toushitsuseigen.or.jp）で紹介されています。

Part 1

中鎖脂肪酸でケトン体アップ

バターコーヒーでダイエットできるしくみ

MCTオイルを加えたバターコーヒーダイエットとは、体に溜まっている脂肪を積極的に燃焼させることでスリムになり、なおかつ太らない体質に変えることのできるダイエット法です。朝食は、コーヒーにMCTオイルとギー（加熱したバター）を加えた「バターコーヒー」だけにし、昼食や夕食時に主食となる糖質を制限するだけで、カンタンに実践することができます。

step 1

糖質制限食で……

インスリンをコントロールする

肥満のもとである蓄積脂肪を作る犯人は、肥満ホルモンのインスリンです。食後の血糖値を上げる糖質を制限して、インスリンの分泌を抑えましょう。

step 2

朝食をバターコーヒーにするだけで……

2つのエネルギー回路をチェンジ

体に備わっているエネルギー生産の回路は、糖質を使う糖質回路と脂肪を使うケトン体回路の2つ。MCTオイルを摂ることで、ケトン体回路が主力になります。

step 3

MCTオイルやギーの働きを知って……

ケトン体質をキープする

自然に体内の蓄積脂肪が燃えるのがケトン体質。やせやすい体をキープするには、MCTオイルやギーを上手に使って、ケトン体回路の作動時間を長くすることです。

step 1

糖質制限食で……インスリンをコントロールする

食後の血糖値を下げるのが、本来のインスリンの役目

ひと言でいえば、肥満は、体内に過剰な中性脂肪が溜まった状態で、そのカギを握るのが、**糖質とインスリンの関係**です。糖質とは、炭水化物から食物繊維を除いたもので、ごはんやパンなどの主食やスイーツなど。糖質を摂ると、血液中のブドウ糖の数値である血糖値が急激に上昇し、血糖値を下げるために膵《すい》臓からインスリンというホルモンが分泌されます。

余ったブドウ糖は、中性脂肪として蓄えられる

ブドウ糖は重要なエネルギー源ですが、常に過剰なブドウ糖があると、インスリンはブドウ糖を長期保存するために中性脂肪に変えてしまいます。そのために、**「肥満ホルモン」**と呼ばれているのです。**血糖値を上げる栄養は、糖質だけですから、食事の糖質を制限して、インスリンを出さないようにコントロールする**ことが、体に中性脂肪を溜めないコツです。

インスリンの働き

❶血糖値を下げる
食事で糖質を摂ると血糖値が上昇。糖をエネルギーに変換して血糖値を下げる働きをする。

❷余分な糖を脂肪として貯蔵
糖質を摂りすぎると、余分な糖を長期保存ができるように脂肪に変換して蓄える働きをする。そのため、「肥満ホルモン」とも呼ばれる。

3食糖質を摂った時の一日の血糖値の変化

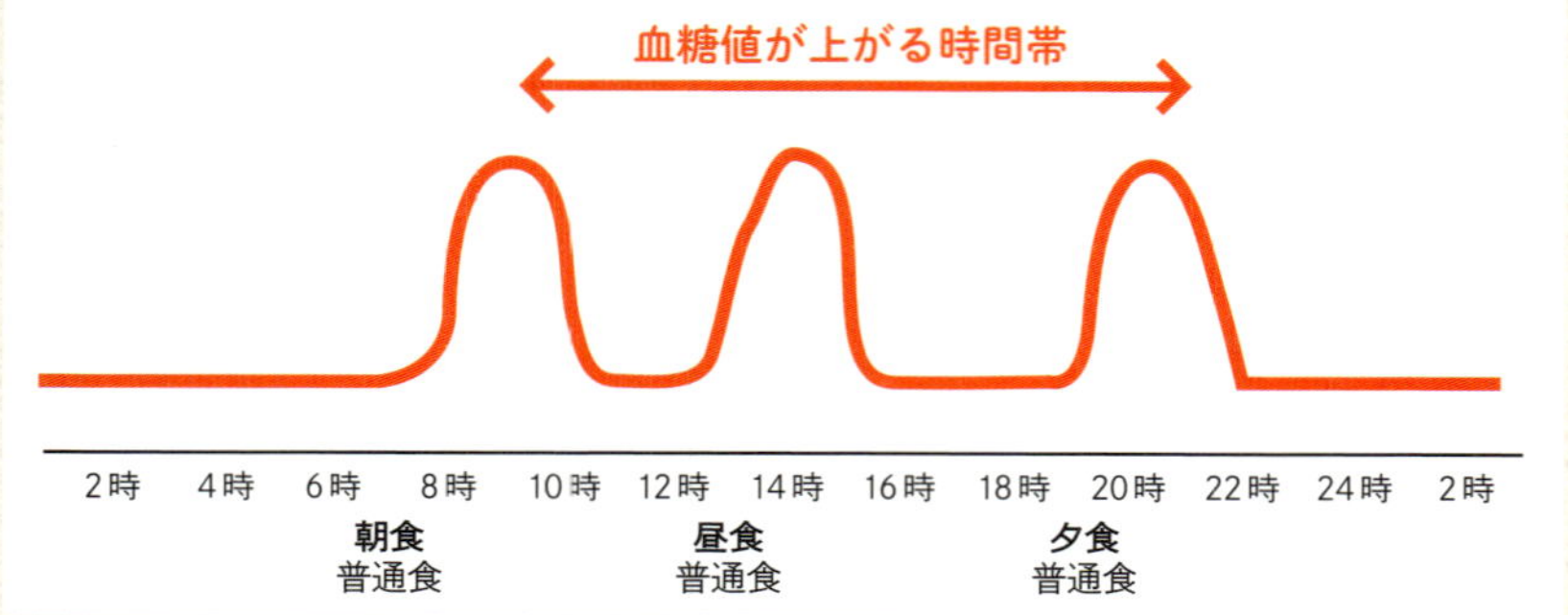

3食で糖質を摂ると食後の血糖値が上がりインスリンが分泌される。
さらに間食に甘いものを摂れば、ますますインスリン過多の生活になる。

step 2朝食をバターコーヒーにするだけで……

2つのエネルギー回路をチェンジ

糖質を摂ると、糖質回路が優先的に働く

体の中には、生きるために必要なエネルギーを生産する2つの回路があります。1つは、ブドウ糖を燃料にする**糖質回路**、もう1つは、脂肪を燃料にする**ケトン体回路**です。食事から**糖質を摂っていると、優先的に糖質回路が作動**し続けることになります。

2つのエネルギー回路はシーソーの関係

一方で、ブドウ糖が枯渇すると作動するのが、体内脂肪を燃料とするケトン体回路です。**2つの回路は、シーソーのような関係**なので、糖質オフの**MCTオイル入りバターコーヒーを飲むことで、ケトン体回路を優先して動かし**、体内蓄積脂肪を燃焼させることができます。

エネルギーを生産する2つの回路

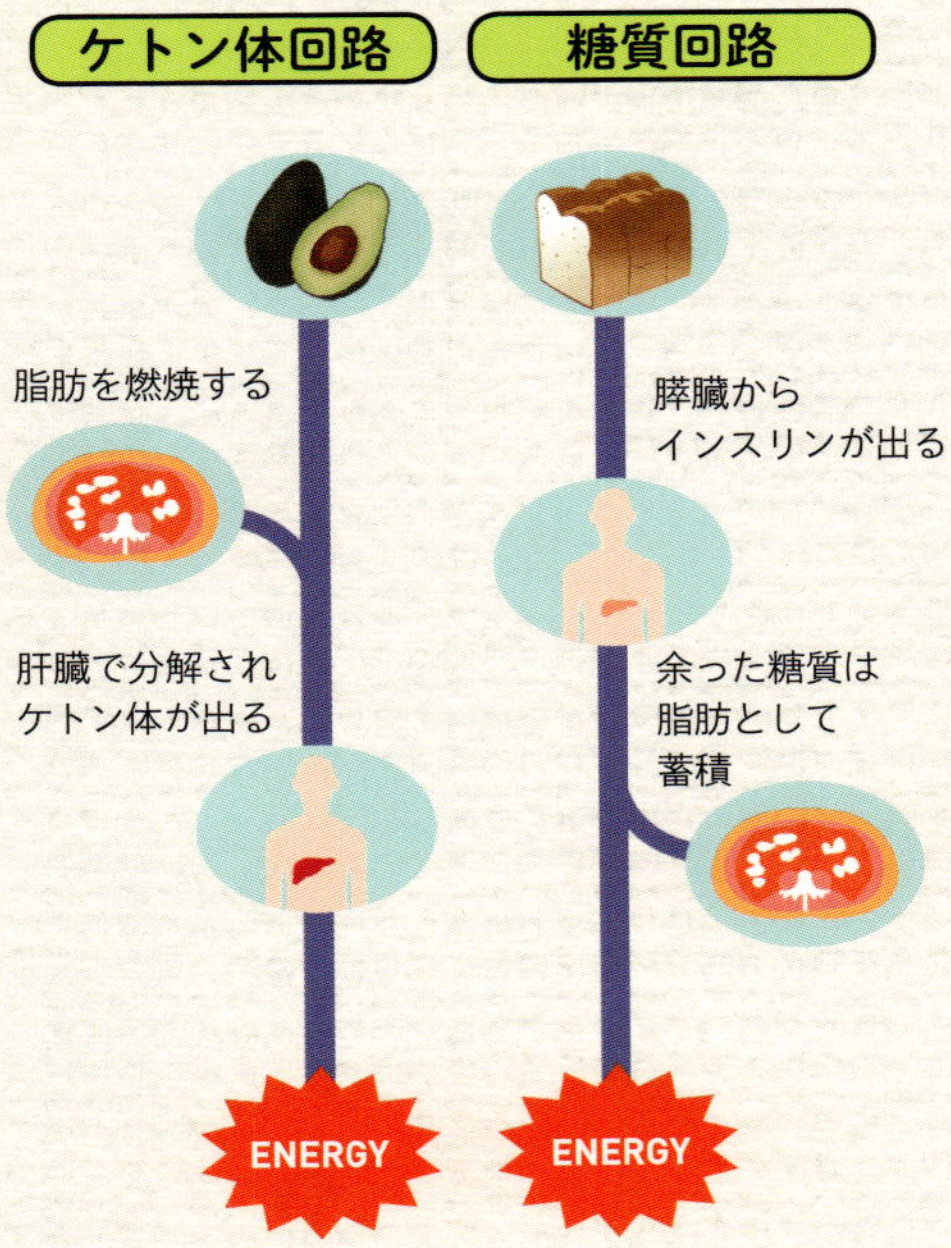

糖質回路では、エネルギーの生産に使われずに余ったブドウ糖は脂肪として蓄積される。一方ケトン体回路は、体内の脂肪を燃料にエネルギーを生産する。

バターコーヒーの朝食と初級糖質制限食の血糖値の変化

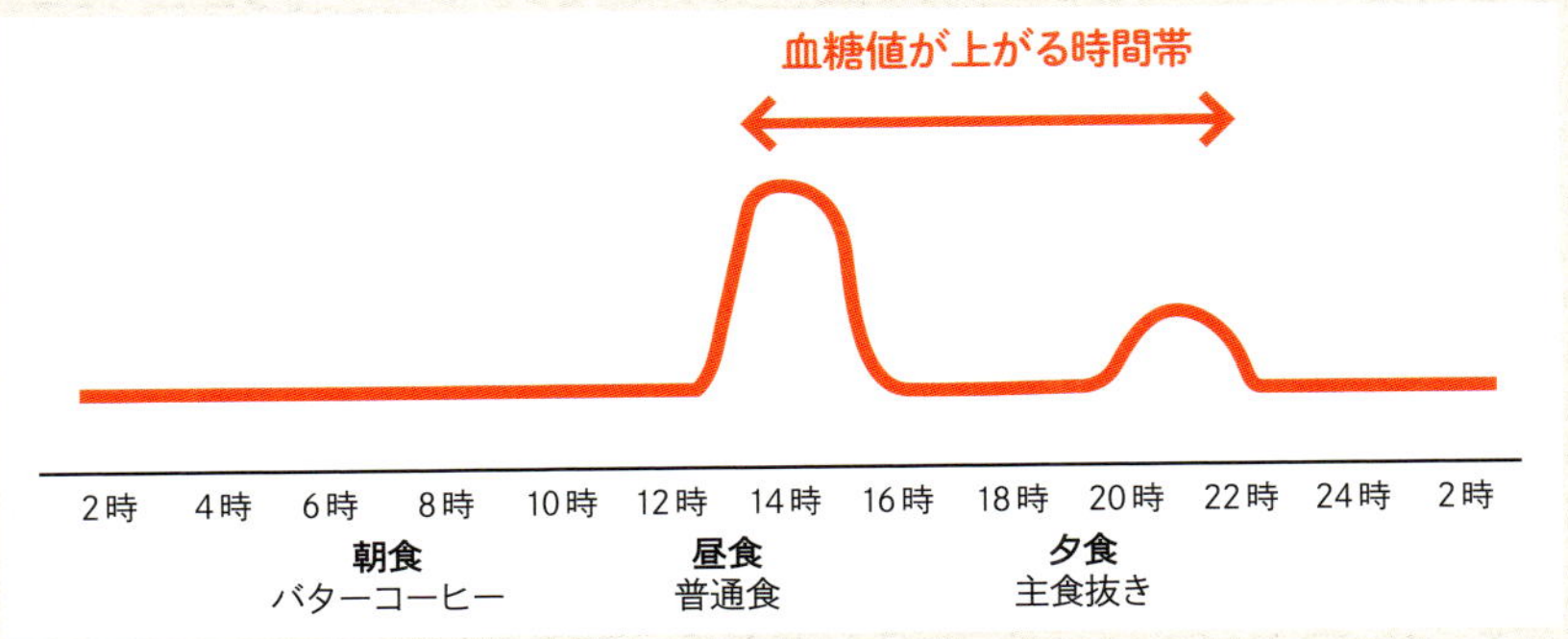

前日の夕食を主食抜きにして、翌日の朝食をバターコーヒーだけにすると、血糖値が上がらない時間を長時間維持できる。

step 3

MCTオイルやギーの働きを知って……

ケトン体質をキープする

蓄積脂肪を使うケトン体回路は燃料切れの心配なし！

脂肪を燃料にしてエネルギー生産をするのが、ケトン体回路です。そして、ケトン体回路が作動することで生まれる代謝物が、ケトン体。ケトン体とは、具体的にはアセトン、アセト酢酸、β《ベータ》-ヒドロキシ酪酸の3つで構成され、肝臓で作られて血液中に放出されます。

これまでに説明したように、糖質回路が使われているうちは、ケトン体は活動停止状態に。逆に、**糖質制限すると、糖質回路は作動しないので、ケトン体回路のスイッチがONになります**。

数時間で燃料切れになる糖質回路と違い、体内に蓄積されている**中性脂肪を使うケトン体回路は、長期運転が可能**です。そして、ケトン体回路が働けば働くほど、蓄積した脂肪が燃焼していくのです。ケトン体回路でエネルギー生産ができる体を、**「ケトン体質」**といいます。

ケトン体の材料となる良質な油脂の補給が大切

ケトン体質になると、体内の脂肪が自然に燃焼されてスリムになるだけでなく、**糖尿病、ガン、認知症、うつなどの症状改善**も期待できます。

ケトン体質を維持するには、糖質制限に加えて、**ケトン体の原料となる油脂（脂肪）を摂ることが肝心**。その代表が、直接肝臓に運ばれて、すぐにケトン体になるMCTオイル（中鎖脂肪酸）です。さらに、バターを加熱したギーには、中鎖脂肪酸とすぐにエネルギーに変わる短鎖脂肪酸も含まれているので、MCTオイル入りのバターコーヒーなら、カンタンにケトン体質を維持できます。

ケトン体ってなに？

ケトン体とは、アセトン、アセト酢酸、β-ヒドロキシ酪酸の3つの物質の総称。**脂肪を燃料にしてエネルギーを生産するダイエットの救世主**。脳の満腹中枢を刺激するので、空腹感や食欲を抑える働きもします。

ケトン体質になると獲得できる10の効果

1 脂肪をエネルギーに長時間運転

体内の脂肪をエネルギーに使うので、
パワフルで長時間のエネルギー生産ができる。

2 脂肪が燃えてスリムな体型に

ケトン体によるエネルギー生産が活発なほど、
体内の中性脂肪が減っていく。

3 無理なくダイエットができる

肉や魚をたっぷり食べられるので、主食の糖質がなくても満足感が得られる。

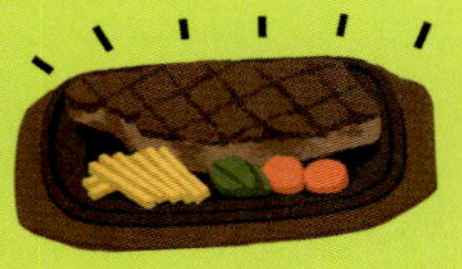

4 空腹に悩まされない

空腹とは糖質が切れたサイン。糖質を燃料にしないケトン体質なら、あまり空腹を感じない。

5 糖尿病の血糖値コントロールも万全

ケトン食を摂れば、食後の血糖値の上昇に一喜一憂するストレスもなくなる。

6 集中力が持続する

糖質を摂らないので血糖値の上下が起こらず、脳も安定した状態をキープできる。

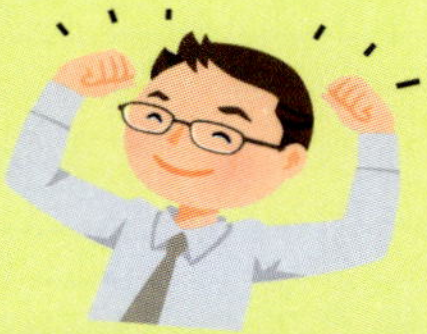

7 認知症の予防や改善もできる

脳のエネルギーとして活用できるため、
アルツハイマー病の進行ストップも。

8 うつ症状の改善にも有効

血糖値は精神の状態にも影響するので、
ケトン食で精神の安定が維持できる

9 ガンを兵糧攻めにする

ガン細胞のエネルギー源はブドウ糖だけなので、
ケトン体質になるとガン予防にも有効。

10 血管力を高める

血糖値の急上昇は血管を傷める最大の原因。
血糖値を上げないケトン食なら動脈硬化も予防。

ケトン体質をキープする3つの最強アイテムの働き

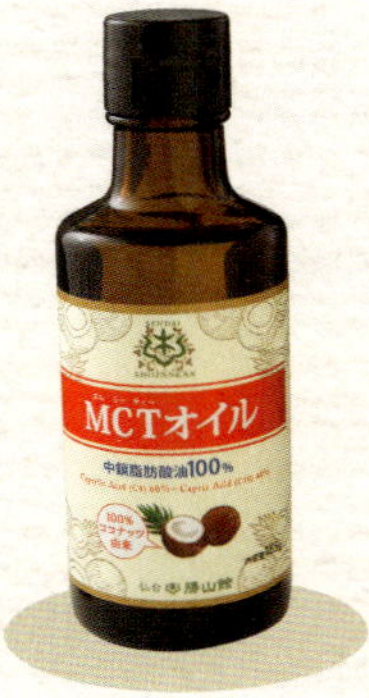

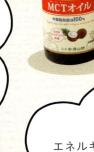

MCTオイル

体内のケトン体を増やす中鎖脂肪酸100%のオイル。朝食に摂ることで、前夜からの高ケトン状態を長時間維持できる。

ギー

バターを加熱し、水分とカゼイン（乳タンパク質の1つ）を除いたギーは、バターより栄養が豊富で保存性も抜群。中鎖脂肪酸以外にも、短鎖脂肪酸の酪酸の働きで瞬発力も高める。

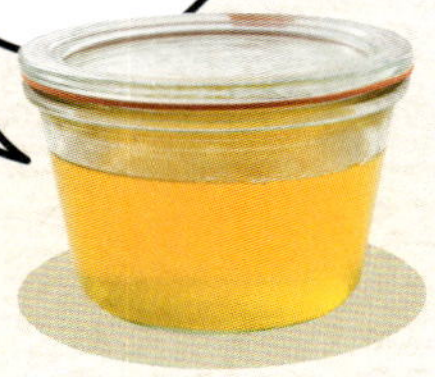

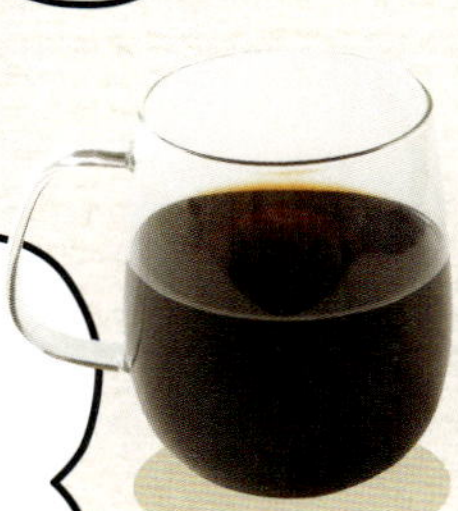

コーヒー

エネルギーアップに不可欠な成分であるカフェインの宝庫。さらに、ポリフェノールの働きで抗酸化力をアップ、腸内環境を良好に維持する効果へも期待大！

強度別に選びましょう！

バターコーヒーダイエットの3つのコース

初級コース

まずはここから、ケトン体質化に挑戦

- 朝　バターコーヒー
- 昼　普通食
- 夜　主食抜き

中級コース

少しギアを上げて強度をアップする

- 朝　バターコーヒー
- 昼　主食抜き
- 夜　主食抜き

上級コース

すぐ結果を出したい人の最強ケトンコース

- 朝　バターコーヒー
- 昼　バターコーヒー
- 夜　主食抜き

ケトン体の出る時間を集中して確保する

バターコーヒーダイエットは、朝食をMCTオイル入りのバターコーヒーだけにして、昼食・夕食の糖質制限食と組み合わせていく方法です。糖質制限の強度別に、初級・中級・上級の3コースがあり、ダイエットの期間は、まずは1週間から始めて3週間続けてみましょう。

このダイエットのポイントは、**蓄積脂肪を燃焼させるケトン体回路が作動する時間を集中して確保すること。**

初級コースでダイエットをした場合、朝食はバターコーヒーだけ、昼食は普通の食事をして、夕食は主食抜きの食事というプログラムです。この場合、例えば、主食を摂らない夕食を前日20時にすれば、翌日の朝食は糖質オフのバターコーヒーのみですから、前日の夜から昼食の普通食の直前まで、血糖値を上げることなくケトン体を出すことができます。

初級コースの血糖値とケトン体の予測グラフ

前日の夕食を主食抜きにして、朝をバターコーヒーだけにすると、前夜から昼食前まで、ケトン体回路を作動させることができます。

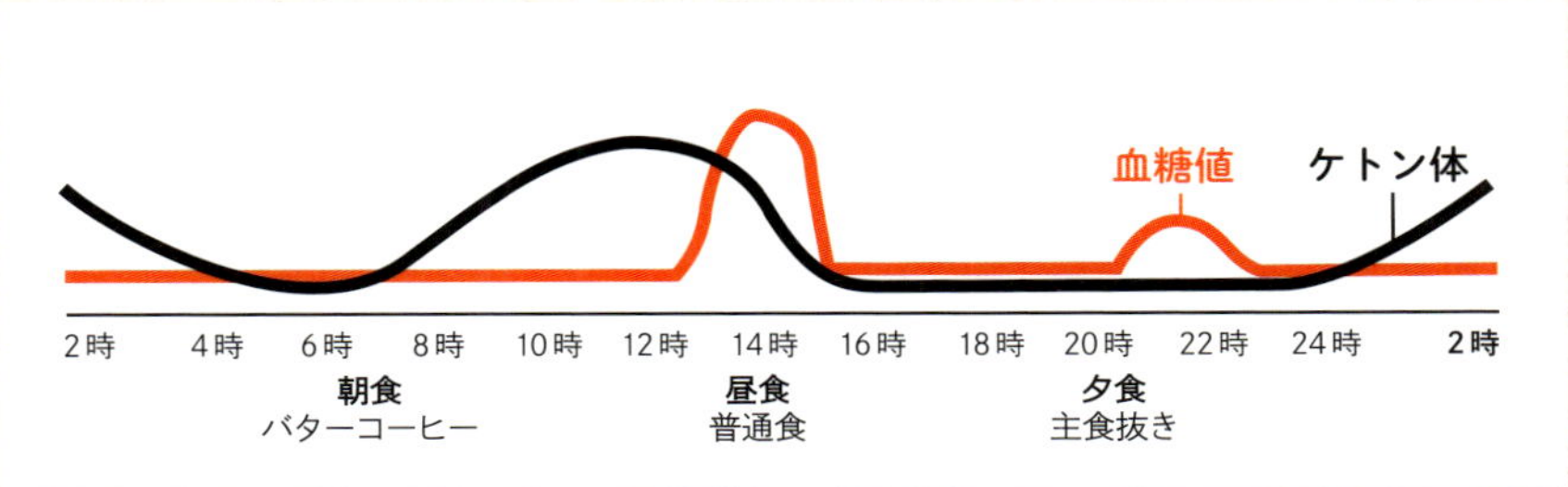

中級コースの血糖値とケトン体の予測グラフ

昼食も夕食も主食を摂らずに、朝をバターコーヒーだけにすると、ケトン体回路をさらに長時間作動させることができます。

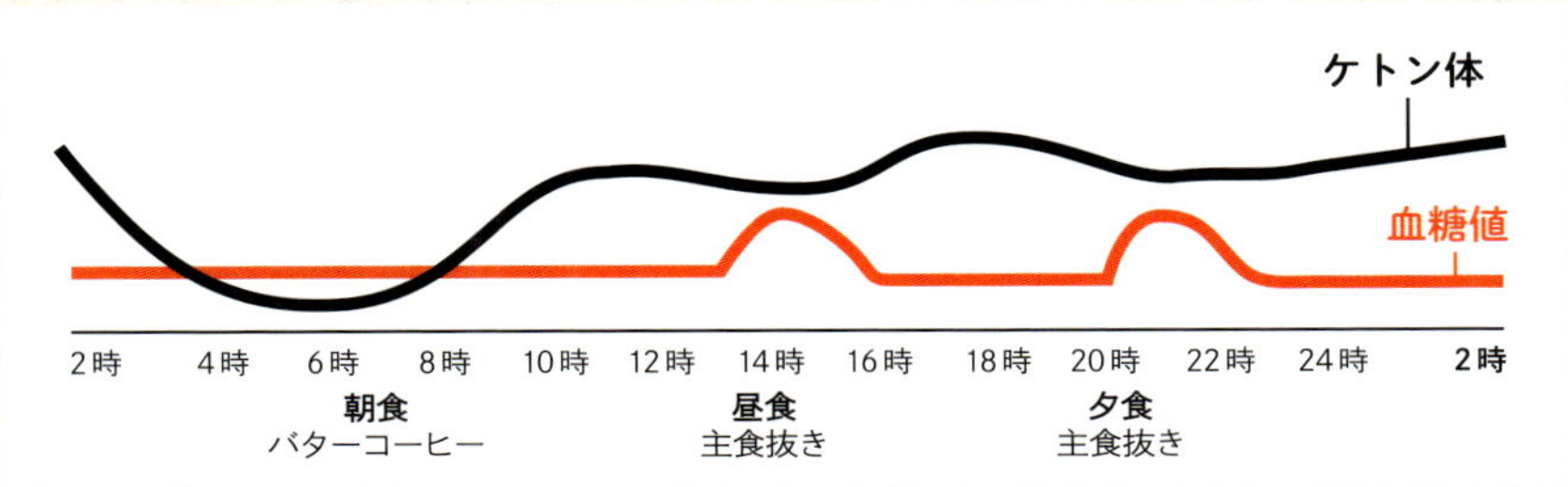

上級コースの血糖値とケトン体の予測グラフ

1杯のバターコーヒーは、わずか糖質量2.4gと糖質オフ。通常は主食を抜いても、おかずの食材や調味料にも糖質が含まれています。でも、朝と昼をバターコーヒーにすれば、ケトン体値も最強になります。

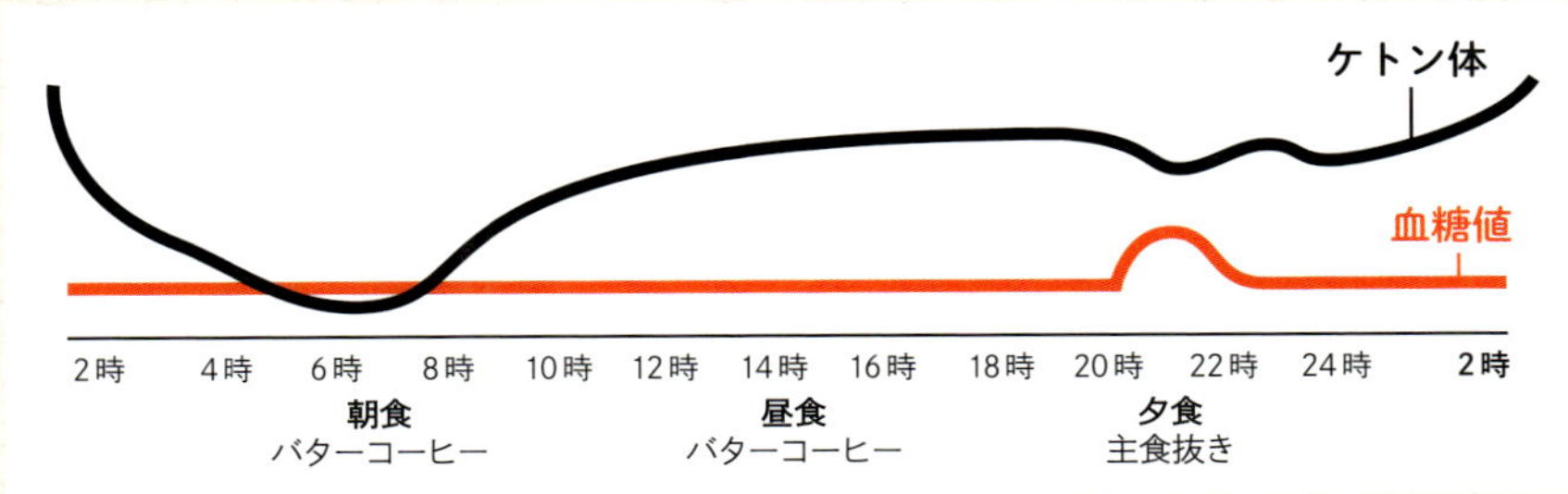

糖質を減らした分だけ脂肪やたんぱく質を摂る

中級・上級コースは、さらに糖質制限の強度が上がるので、ケトン体回路の作動する時間が長くなり、ケトン体の量も増えます。私の研究調査では、**午前2時にもっともケトン体値が上がり、午前5時に下降します。**

ここで大切なのは、糖質を減らした分だけ、肉、魚、卵、大豆製品、バターやチーズなどの**たんぱく質や脂肪からカロリーを積極的に摂ること**です。そして、ダイエットで糖質制限をする場合には、**一日の糖質量を50gまで**に抑えるようにしてください。

私は9年前、
ケトン体ダイエットで15kg減！
バターコーヒーで
それをキープしています

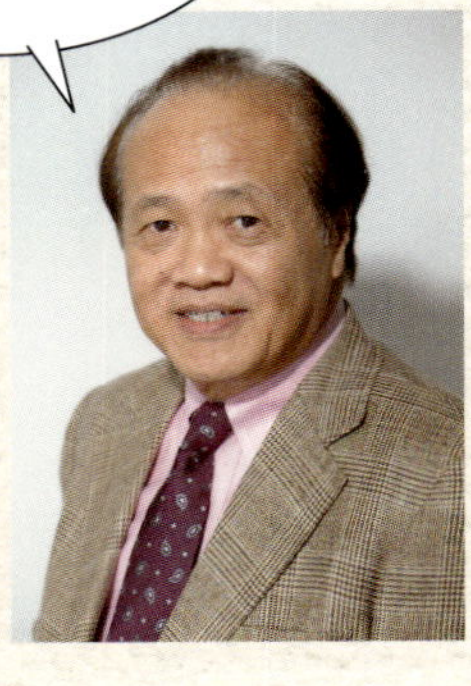

宗田マタニティクリニック院長
宗田哲男

※健常者と糖尿病の方など個人差があります。

MCTオイル入りバターコーヒー基本の作り方

作り方はカンタン！ ホットコーヒーにMCTオイルと好みでギーなどのバターを加えて攪拌するだけ！ コーヒーの温度が低いと、オイルやバターが乳化しにくいので、必ずホットコーヒーで作りましょう。

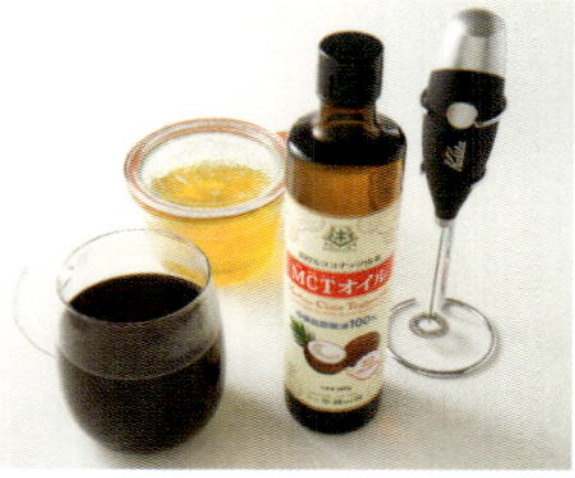

用意するもの

- ＊ホットコーヒー…350㎖
- ＊MCTオイル…小さじ2(10㎖、8g)〜大さじ1(15㎖、12g)
  分量は加減する
- ＊ギー…大さじ1(15g) 作り方➡p.18
- ＊ミルクフローサーなどの泡立て器

1 MCTオイル小さじ2〜大さじ1を加える。

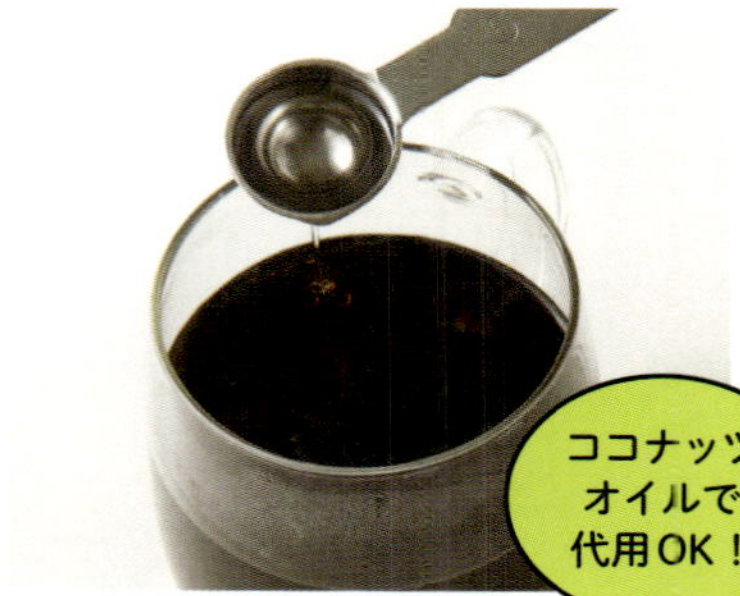

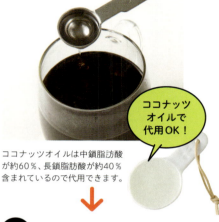

ココナッツオイルで代用OK！

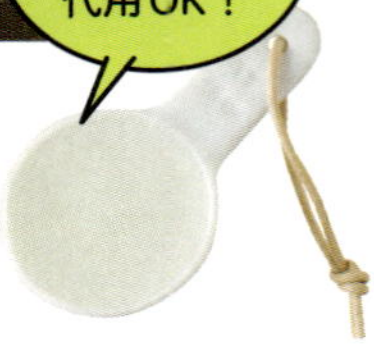

ココナッツオイルは中鎖脂肪酸が約60％、長鎖脂肪酸が約40％含まれているので代用できます。

2 ギー大さじ1を加える。

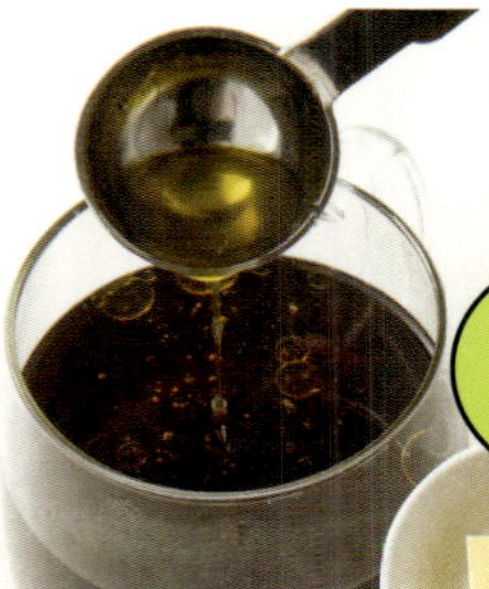

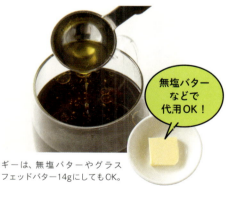

無塩バターなどで代用OK！

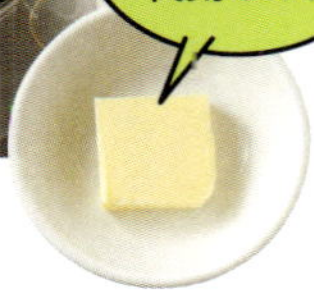

ギーは、無塩バターやグラスフェッドバター14gにしてもOK。

3 よく攪拌する。

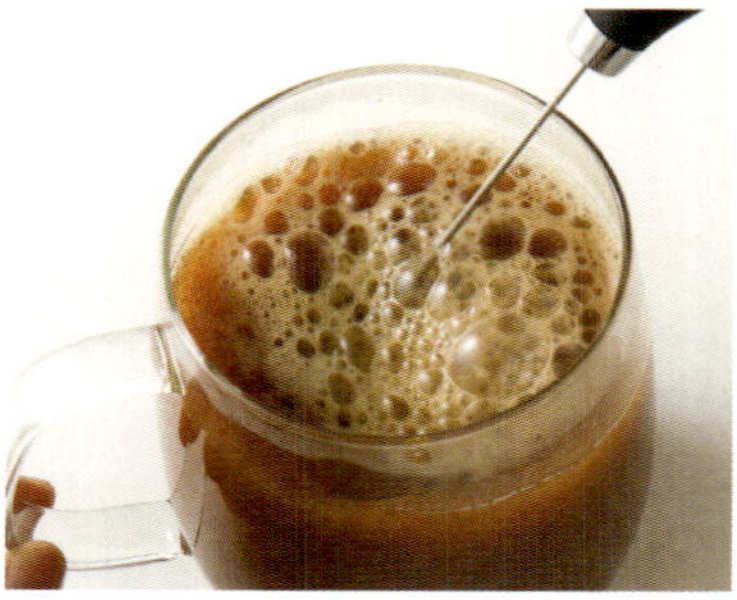

4 MCTオイルとギーが乳化され、クリーミーな仕上がりになる。

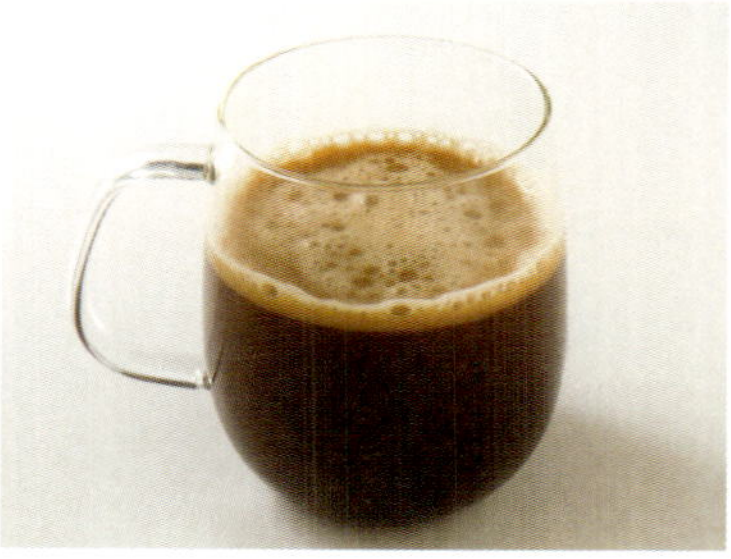

＼1杯あたり／

MCTオイル	糖質	たんぱく質	脂質	エネルギー
小さじ2	2.4g	0.7g	23.0g	220kcal
大さじ1	2.4g	0.7g	27.0g	256kcal

作るときの注意

体調に合わせて

基本のバターコーヒーはMCTオイルとギーを併せて摂取することをおすすめしていますが、体調や好みに個人差がありますので、その場合はどちらかにしていただいてもかまいません。

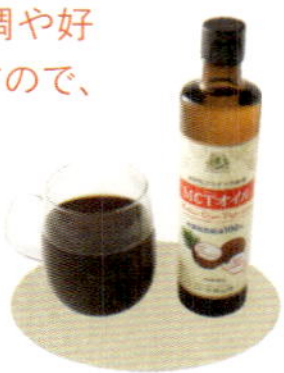

容器

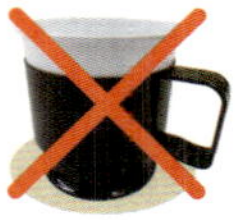

容器は、攪拌するため、大きめの耐熱性のものを用意しましょう。カップ麺などに使用されているスチレン系樹脂(発泡スチロール(PS)、ABS樹脂など)のプラスチック容器は、MCTオイルを入れた際に、樹脂が溶けるおそれがあるので絶対に使用しないでください。

バターコーヒーはよく混ぜてから飲みましょう！

MCTオイルやギーをホットコーヒーに加えたら、攪拌して乳化させてください。これは、脂肪の燃焼効率をあげるためです。使う道具により、乳化の度合いが異なります。

小ぶりの泡立て器を使う

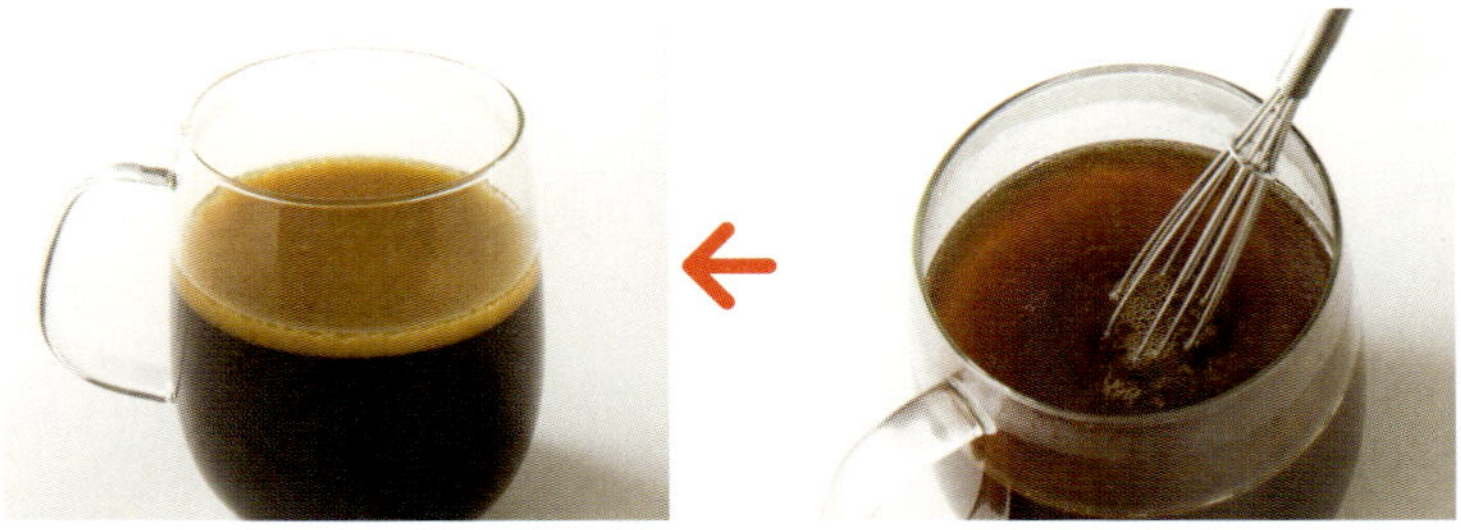

乳化の度合いが弱いので、多少オイルの脂っぽさが残ります。
混ぜた直後は、コーヒー表面にオイルが溜まりやすい。

ミルクフローサーを使う

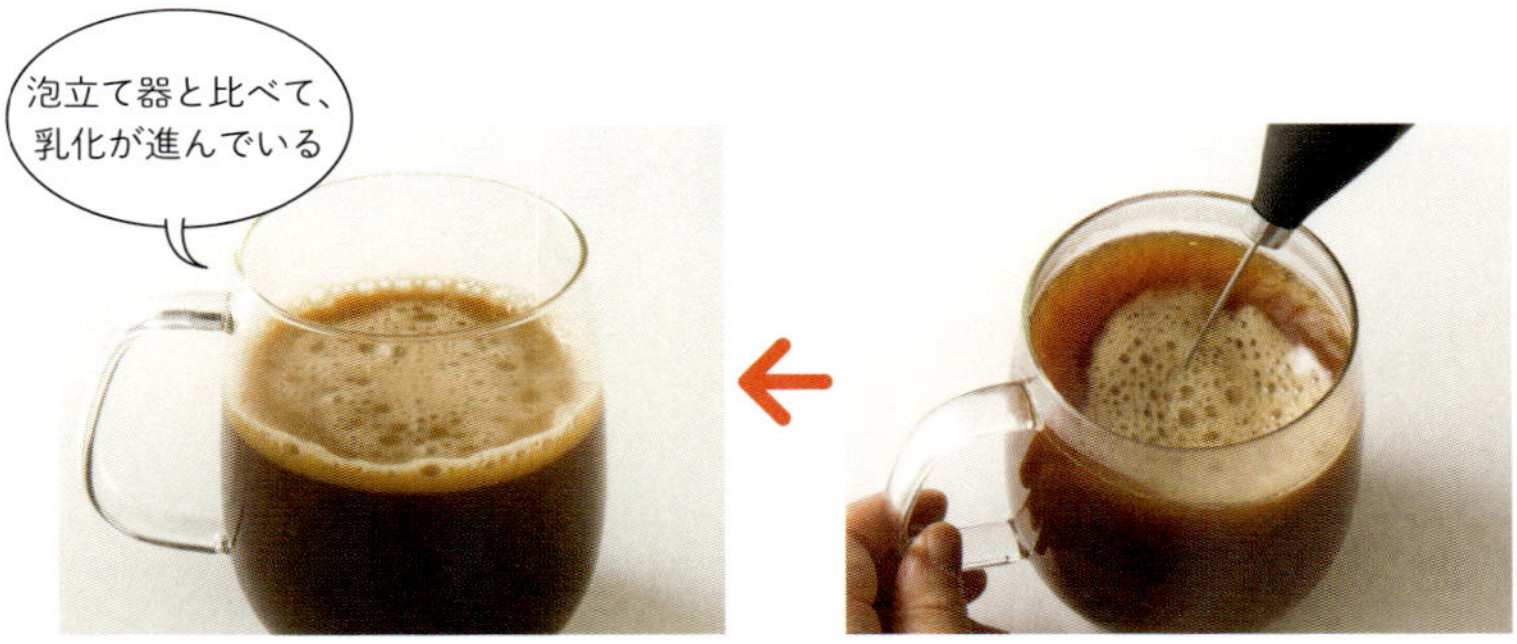
泡立て器と比べて、
乳化が進んでいる

手軽でバターコーヒー作りに必須の道具。揃えておくと便利です。
コーヒーもブラックからカプチーノのような色になります。

ハンドブレンダーを使う

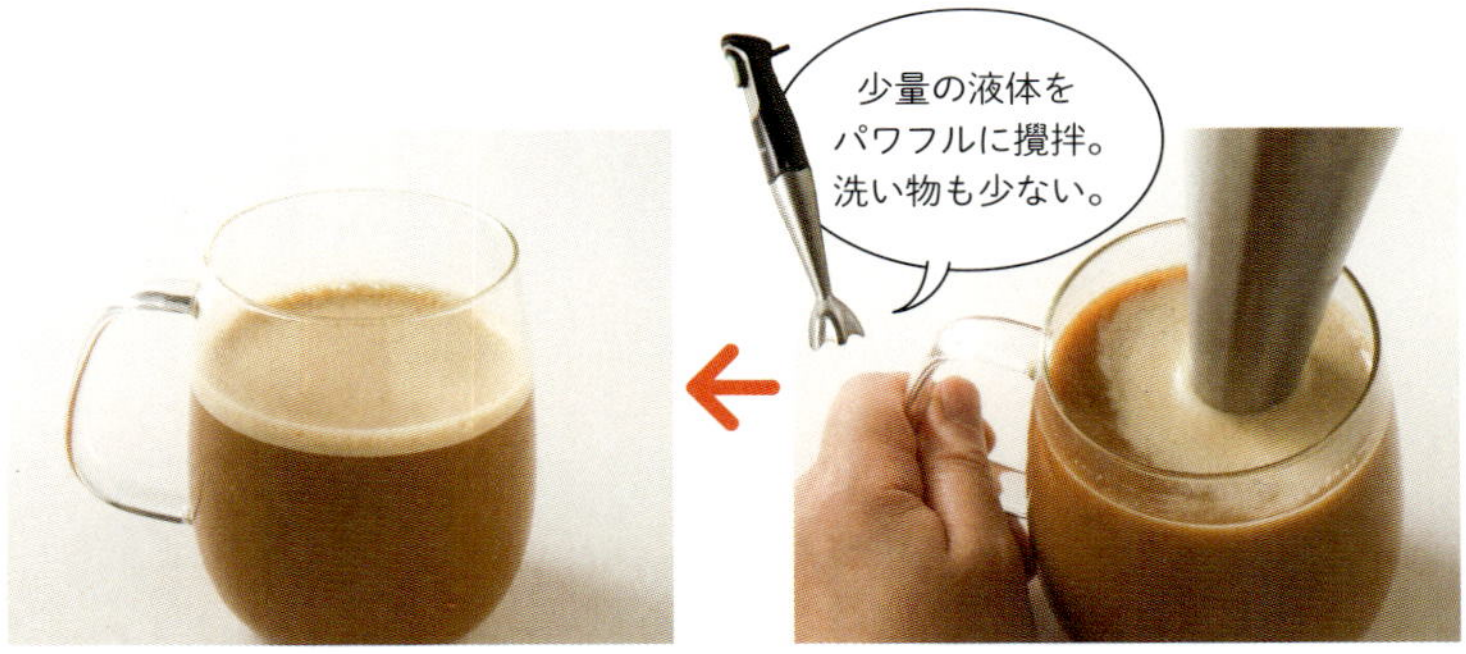
少量の液体を
パワフルに攪拌。
洗い物も少ない。

しっかりと乳化できます（ミキサーでも同様に攪拌できます）。
よりクリーミーな仕上がりになり、おいしく飲めます。

外出先のお役立ち容器

MCTオイルスティックタイプ（1包 7g、小さじ2杯弱）が外出先では便利。

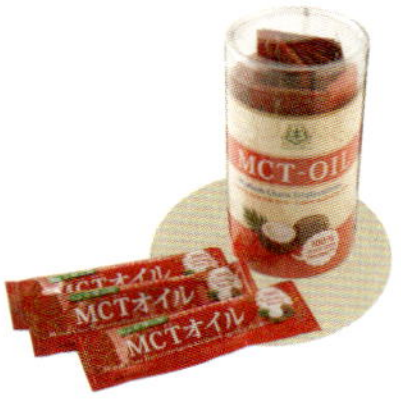

耐熱性電動シェーカーを使う

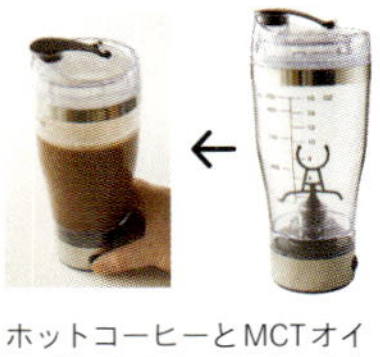

ホットコーヒーとMCTオイル、ギーを入れてスイッチを押すだけ（商品のお問い合わせはお受けできません）。

他の道具を使わずにオフィスなどで出来たてのバターコーヒーが飲めます。インターネット等で購入できます。

保温水筒・マグボトルを使う

携帯用の保温水筒は、外出先で飲みたいときのお役立ちアイテム。

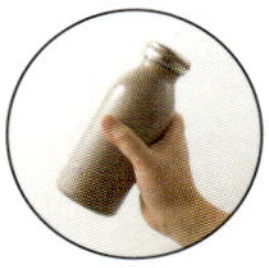

よく振ってから飲みましょう。容器を振るので内容量は8割ほどにして。ミルクフローサーで攪拌した程度の乳化は期待できます。

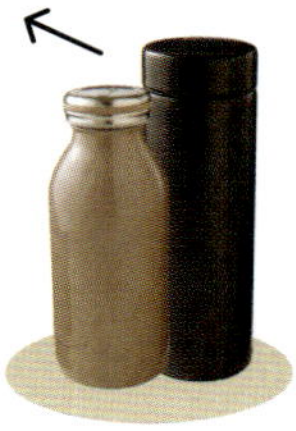

容量350〜500㎖くらいのものがおすすめ（商品のお問い合わせはお受けできません）。

ココアに代えてもOK!

MCTオイル入りバターココア基本の作り方

カフェインを摂りたくないときや、コーヒーが苦手な方におすすめです。市販のココアには糖分が含まれているものもあるので、100%カカオのものを選ぶようにしましょう。

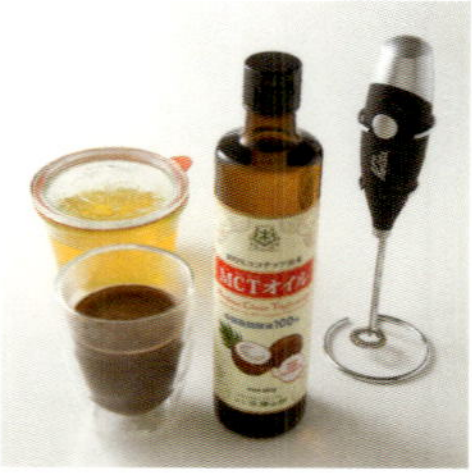

用意するもの

- ＊**ホットココア…150mℓ**（砂糖やミルクを含まないココアパウダー小さじ1を熱湯150mℓでよく溶かす）
- ＊**MCTオイル…小さじ2（10mℓ、8g）〜大さじ1（15mℓ、12g）** 分量は加減する
- ＊**ギー…大さじ1（15g）** 作り方➡p.18
- ＊**ミルクフローサーなどの泡立て器**

1 MCTオイル小さじ2〜大さじ1を加える。

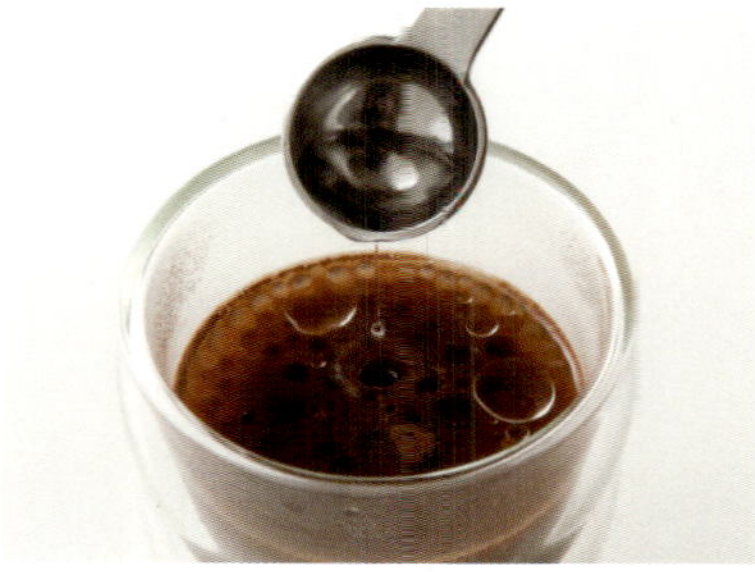

2 ギー大さじ1を加える。

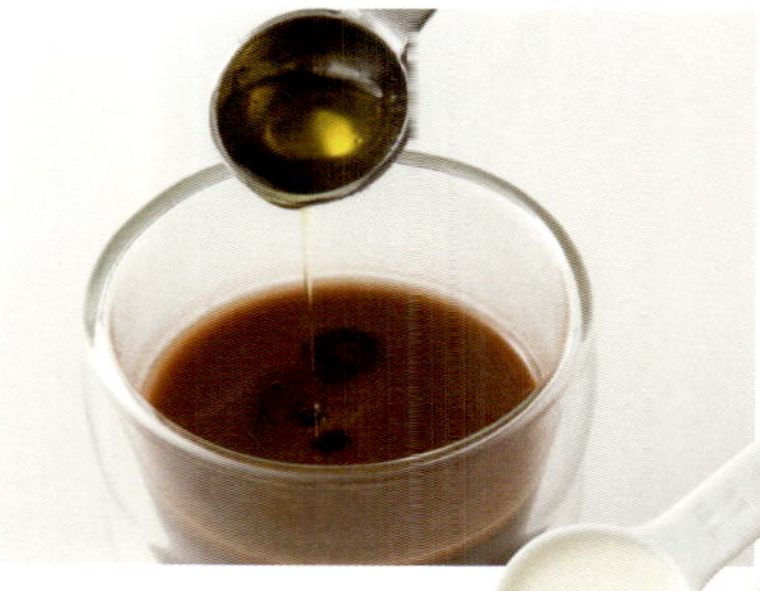

3 よく攪拌する。

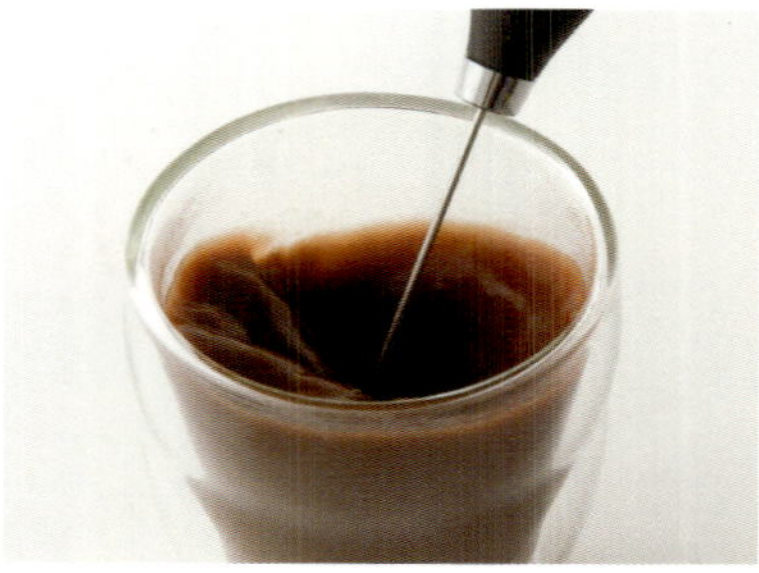

4 MCTオイルとギーが乳化され、クリーミーな仕上がりになる。

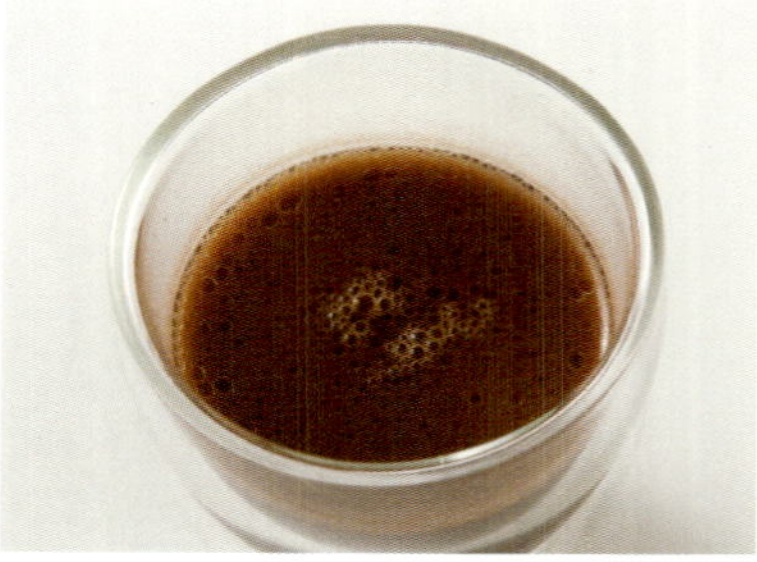

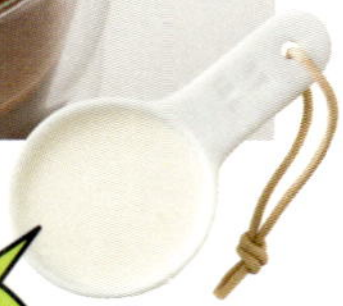

好みで生クリーム大さじ1を加えても。

＼1杯あたり／

	糖質	たんぱく質	脂質	エネルギー
MCTオイル…小さじ2	0.3g	0.4g	23.4g	212kcal
MCTオイル…小さじ2 生クリーム…大さじ1	0.8g	0.7g	30.2g	277kcal

ココアの健康効果

ココアにはミネラルやビタミン、ポリフェノール、食物繊維が豊富なので、ダイエット中でも不足しがちな鉄分、マグネシウム、亜鉛などが補えるほか、便秘改善や体を温める効果もあります。MCTオイル入りのココアを飲めば、体脂肪を素早くエネルギーに変える体質になれます。また、カカオに含まれるカカオポリフェノールにはインスリン抵抗性を抑制させる作用があり、血糖値を正常に保つ効果も期待できます。

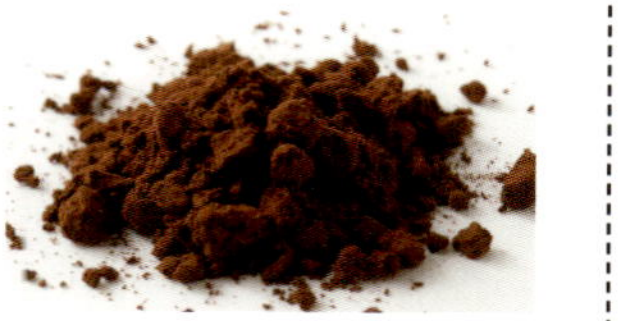

抹茶に代えてもOK!

MCTオイル入りバター抹茶基本の作り方

抹茶にはダイエットに効果がある成分が豊富なほか、デトックス、美容効果なども期待できます。MCTオイルと合わせて摂ることで、脂肪をエネルギーに変えやすい体質になれます。

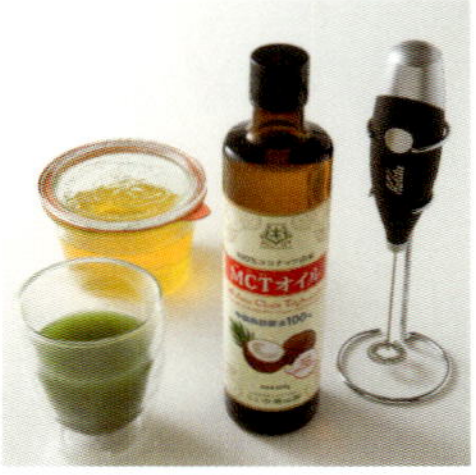

用意するもの

- ＊**抹茶ドリンク…100㎖**（抹茶パウダー小さじ½をややぬるめの湯100㎖でよく溶かす）
- ＊**MCTオイル…小さじ2（10㎖、8g）～大さじ1（15㎖、12g）** 分量は加減する
- ＊**ギー…大さじ1（15g）** 作り方➡p.18
- ＊**ミルクフローサーなどの泡立て器**

1 MCTオイル小さじ2～大さじ1を加える。

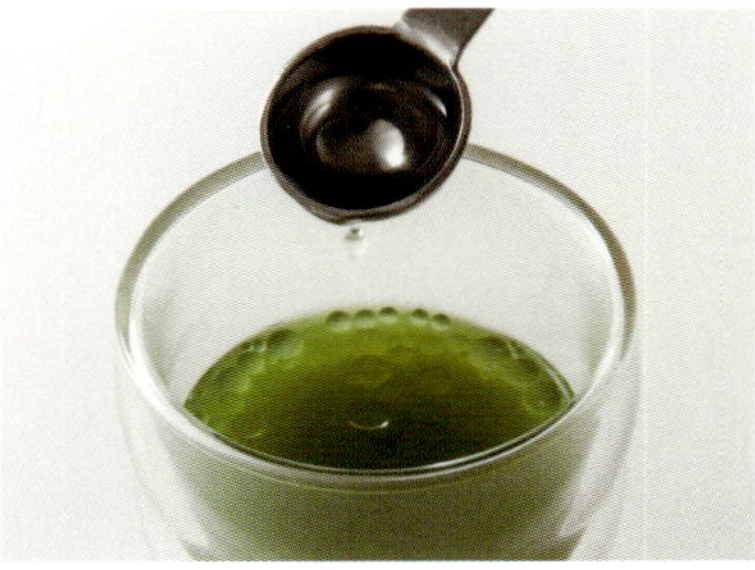

2 ギー大さじ1を加える。

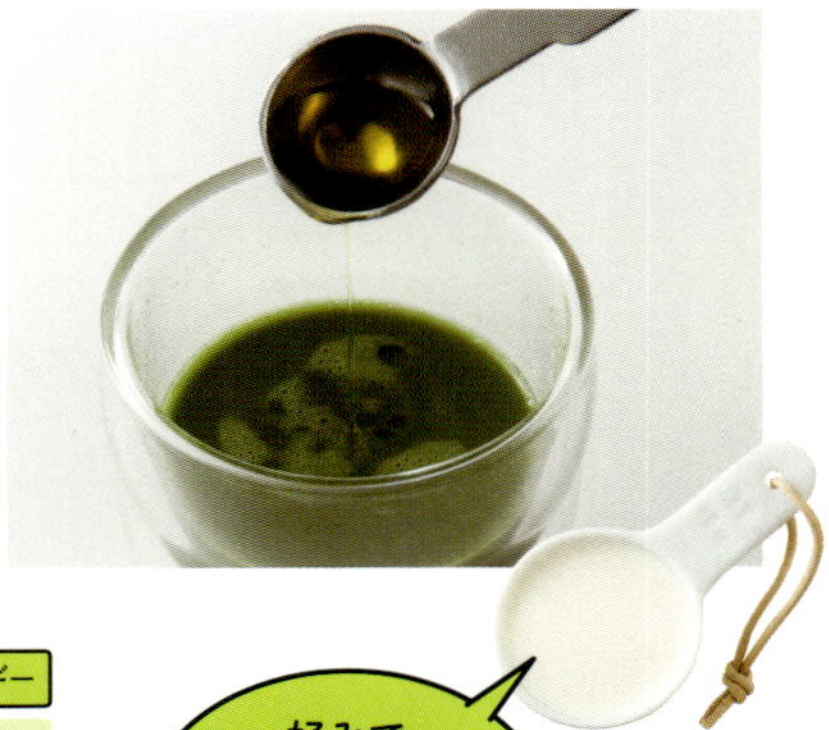

好みで生クリーム大さじ1を加えても。

3 よく攪拌する。

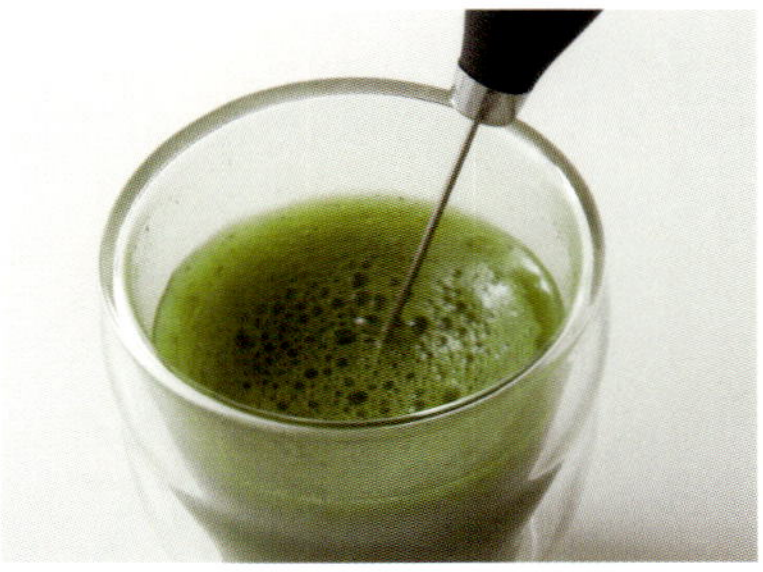

4 MCTオイルとギーが乳化され、クリーミーな仕上がりになる。

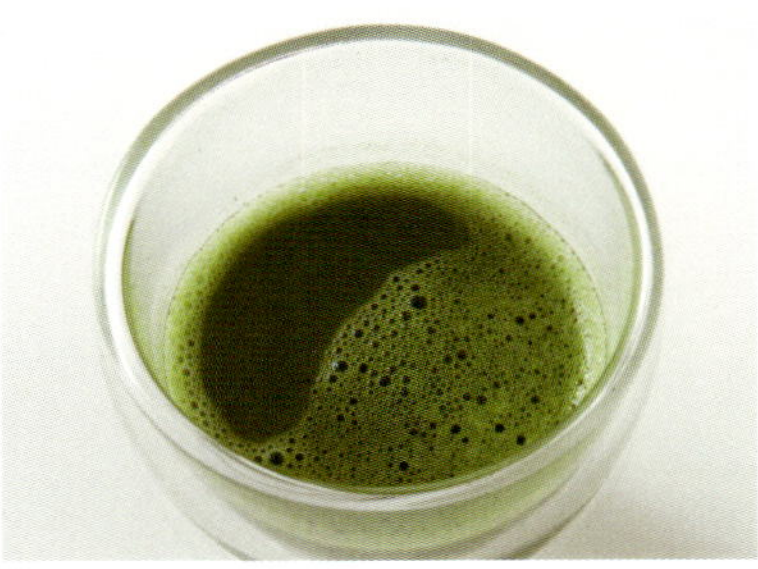

＼1杯あたり／

	糖質	たんぱく質	脂質	エネルギー
MCTオイル…小さじ2	0.0g	0.3g	23.0g	209kcal
MCTオイル…小さじ2 生クリーム…大さじ1	0.5g	0.6g	29.8g	274kcal

抹茶の健康効果

抹茶は緑茶の一種である碾茶《てんちゃ》を粉末にしたもの。カテキン、タンニン、カフェイン、葉緑素などのダイエットに効果がある成分が豊富なほか、ビタミン、食物繊維も茶葉ごと摂取できる、ダイエット、美容、アンチエイジング効果が期待できる飲み物です。抹茶を選ぶときは、茶道用または製菓用の茶葉100％のものを使いましょう。抹茶ミルク、抹茶オーレなどの市販品には糖分が含まれているものもあるので、吟味してください。

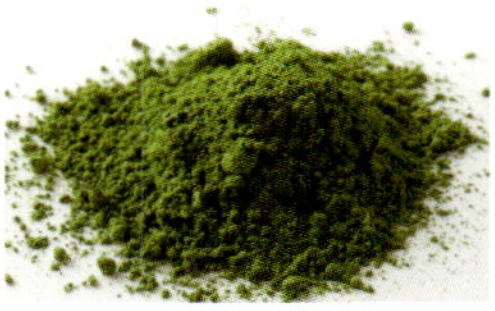

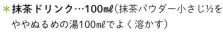

ギーを手作りしてみましょう！

ギーはバターから作られ、アーユルヴェーダで万能オイルとして古来より利用されてきたオイルです。

市販品も入手できますが、無塩バターでカンタンに作れるので手作りしてみましょう

約20分で完成！

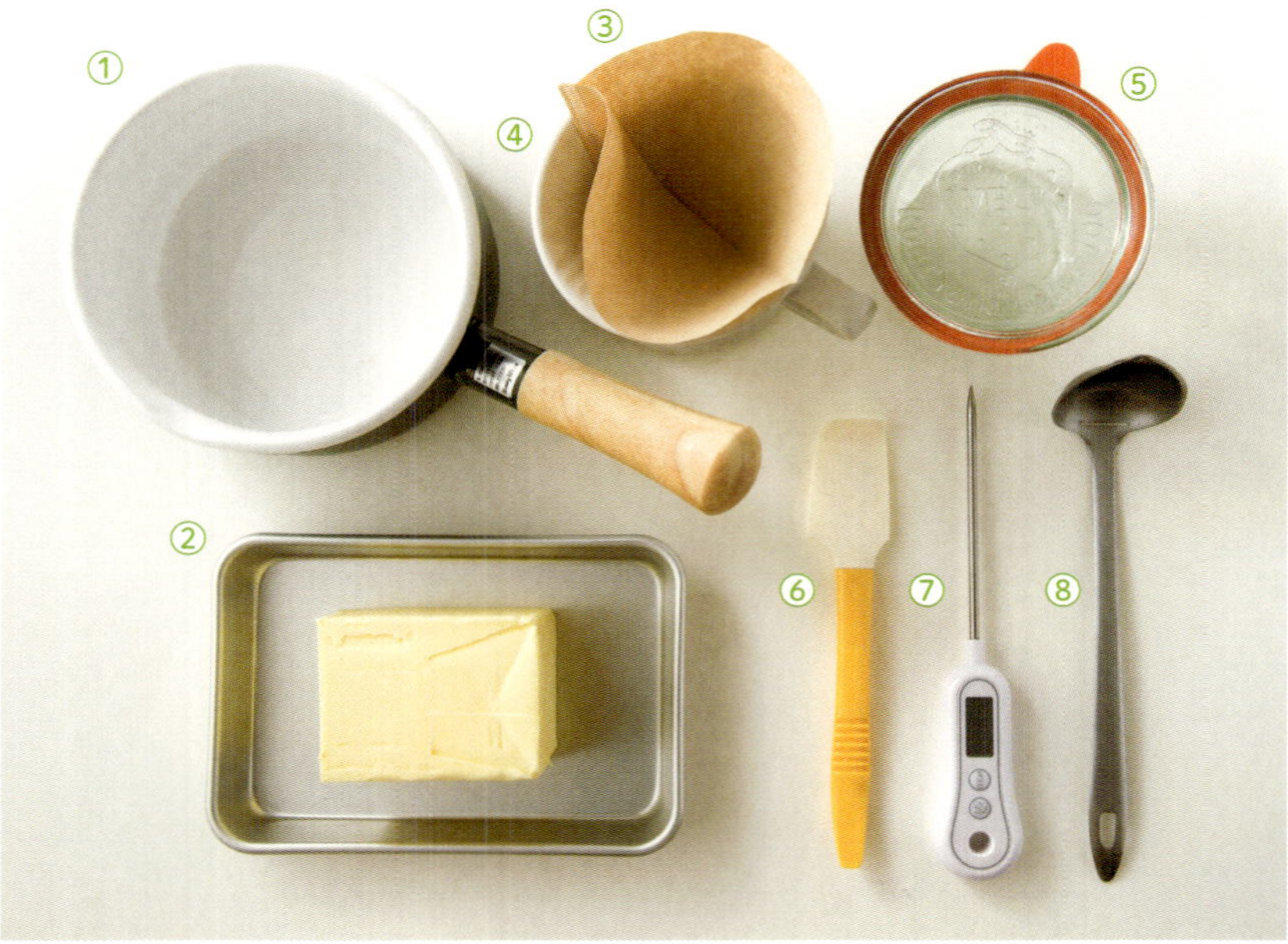

用意するもの

① ホーローやステンレスの鍋
② 無塩バター…300g
③ コーヒーフィルターまたは油こし紙
④ セラミック製のコーヒードリッパー
⑤ 煮沸消毒した耐熱保存容器…300㎖
⑥ スパチュラ
⑦ 温度計（あれば）
⑧ アク取り用レードル

1 バターを鍋に入れて、弱火にかけます。

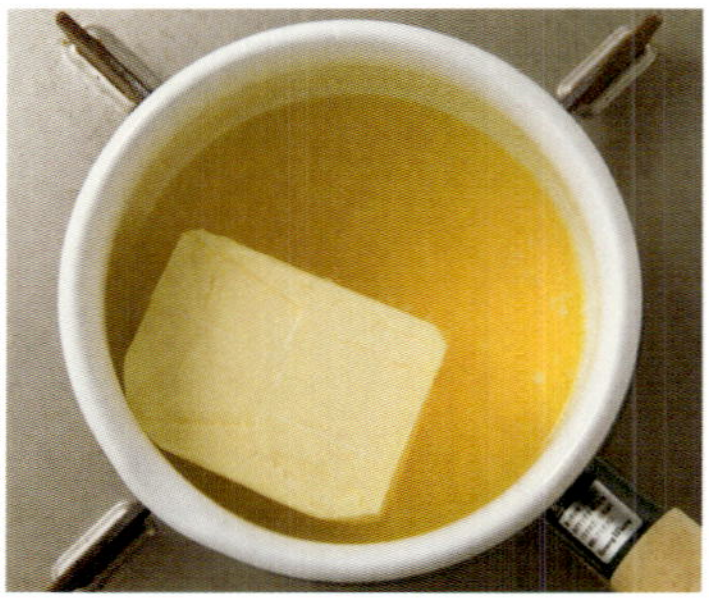

2 バターが溶けると、白い泡が出始め、ぱちぱちという音が出て、浮遊物（アク）が浮いてきます。

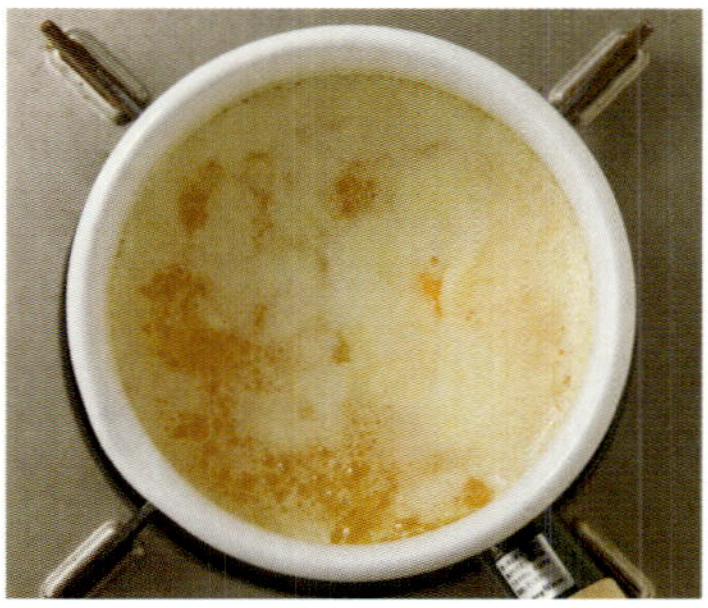

ギーって？

無塩バターを、弱火で水分を蒸発して作るのですが、バターとはまったく異なる物に変わり、乳固形分と不純物が除去されています。中鎖脂肪酸が多く、ビタミンA、D、Eが豊富なことから、脂肪がエネルギーになりやすく、抗酸化作用、抗炎症作用に優れている油です。

3 アクを取り除きます。

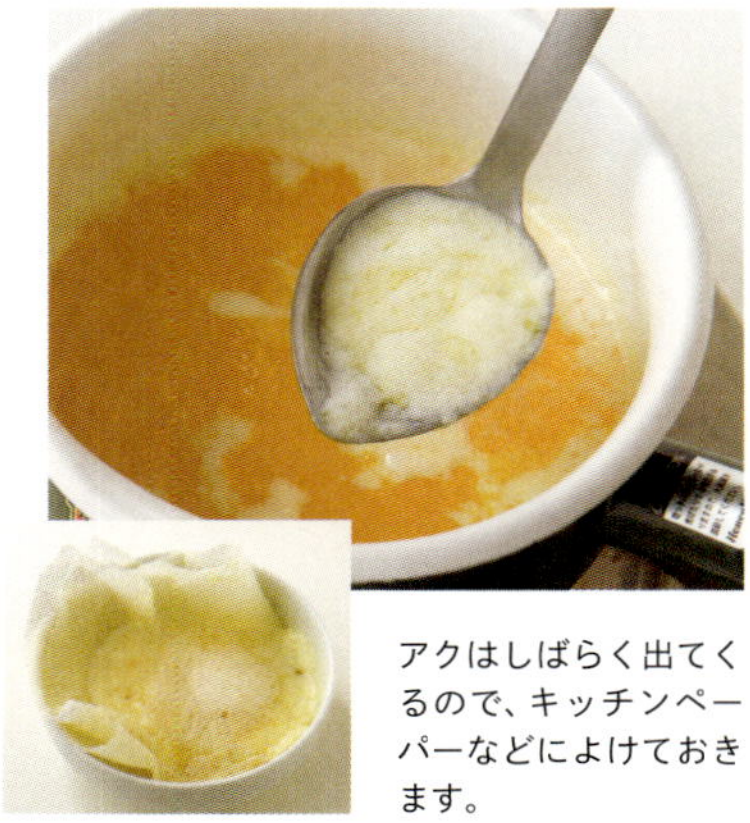

アクはしばらく出てくるので、キッチンペーパーなどによけておきます。

4 アクが出るのが落ち着いて、泡も小さくなります。焦げないよう弱火で加熱を続けます。

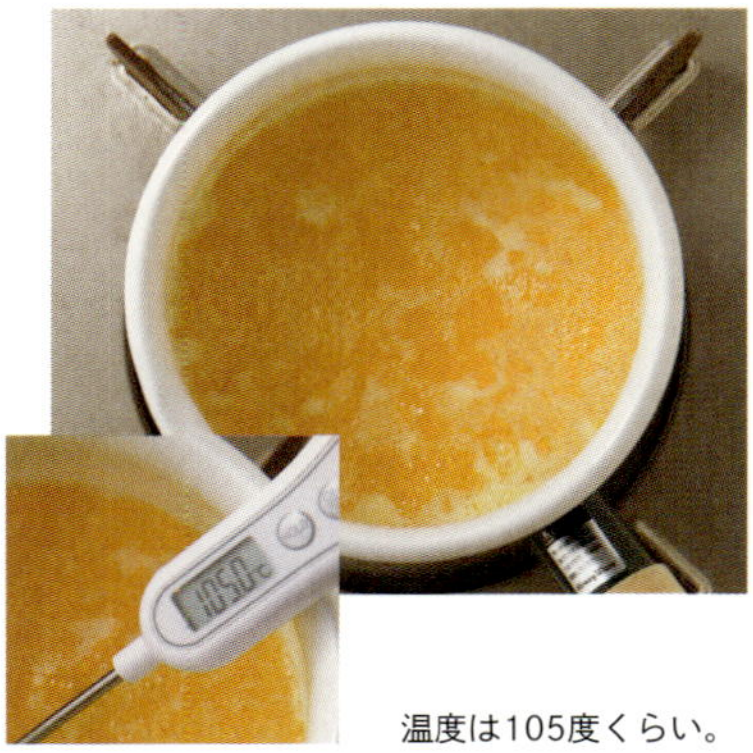

温度は105度くらい。

5 泡が小さくなり、ぱちぱちという音がしなくなります。加熱を続けます。

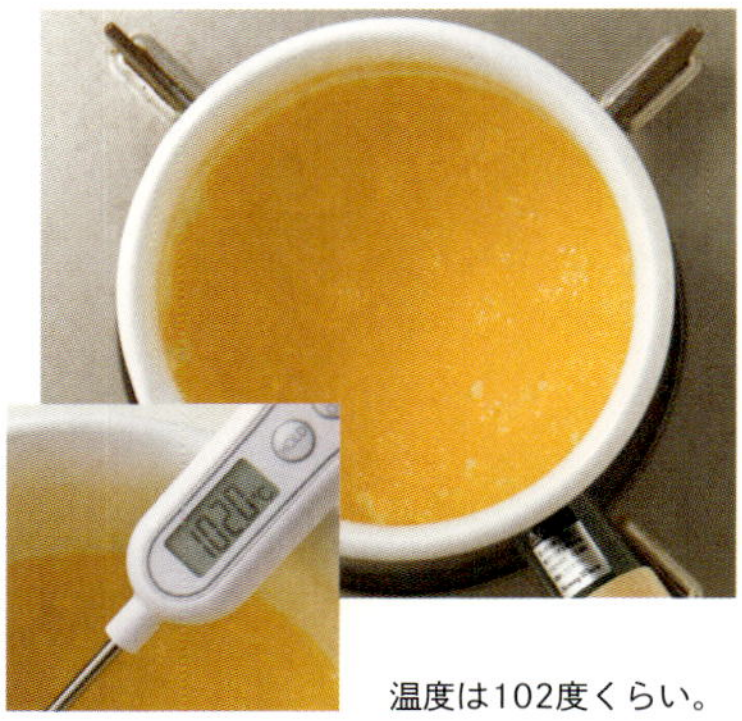

温度は102度くらい。

6 鍋の底を傾けてみて、茶色い沈殿物が見えてくるかチェックします。液体が黄金色で甘い香りが漂ってきていたら火から下ろしましょう。

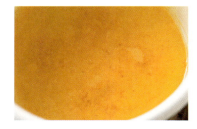

7 耐熱容器にドリッパーとコーヒーフィルターをセットして、漉《こ》します。

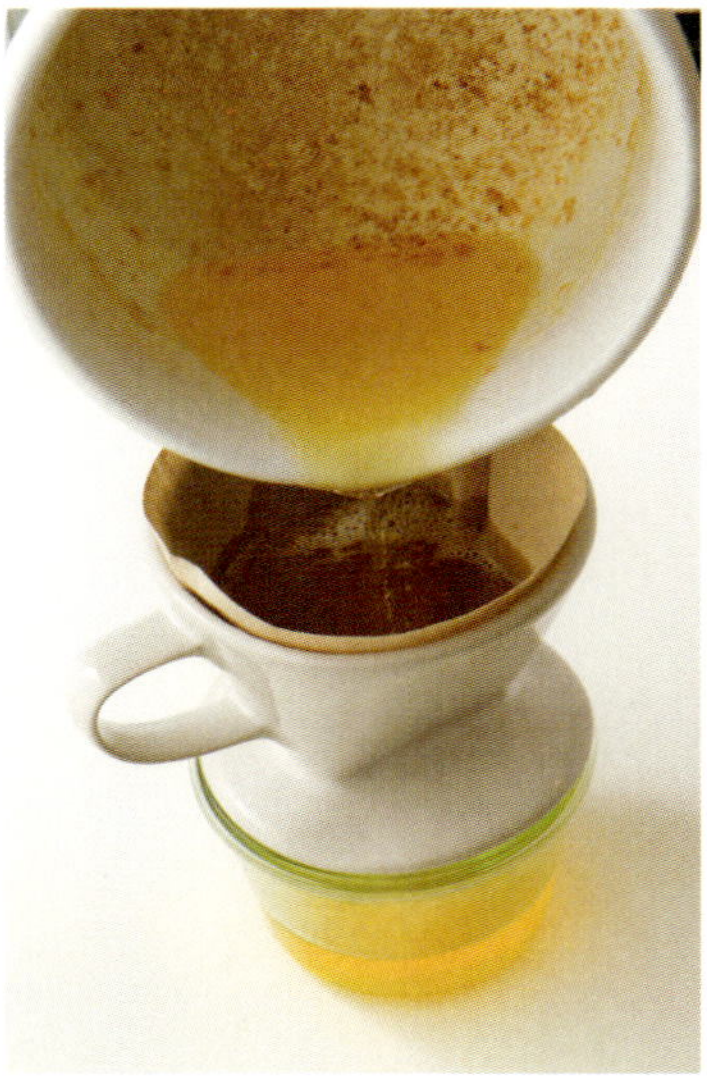

8 出来上がったギー。黄金色の透き通った液体です。

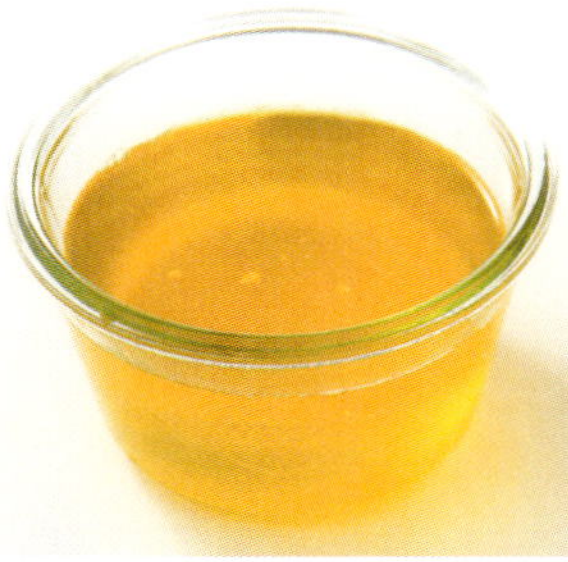

ポイント

＊鍋の大きさや、厚さ、火加減などにより、出来あがり時間は異なります。

＊バターが焦げないように、火のそばは離れないようにしてください。

＊1回に作るバターの量は、少量だと焦げやすいので、300gがおすすめです。

＊ふたをして常温で保存します。

＊時間が経つと、気温によりますが固まってきます。

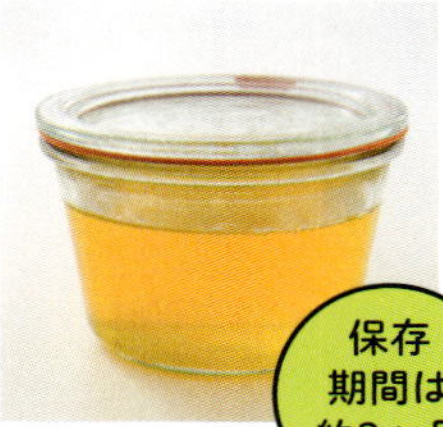

保存期間は約3ヶ月

＼ギー100gあたり／

糖質	0.0g
たんぱく質	0.0g
脂質	99.8g
エネルギー	895kcal

○市販品もあります

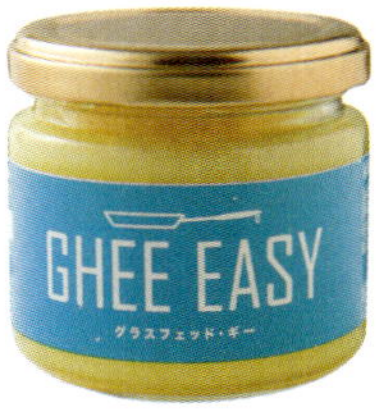

ギー・イージー 100g
1,382円（税込）
（株式会社フラット・クラフト
tel 03-5453-0081
http://ghee-easy.jp/）

バターコーヒーダイエットを成功させるために

3つのポイントを押さえましょう

Point 1 糖質制限が失敗するのには理由があります

糖質制限してもやせない状態の人もいる

糖質制限をしても、いい結果が得られない背景には、思いもよらない原因が隠れていることもあります。例えば、**インスリン抵抗性**や**レプチン抵抗性**といった状態になっている可能性はないでしょうか。

インスリン抵抗性とは、血糖値を下げるインスリンの効きが悪い状態のこと。インスリンは、血液中の糖を肝臓や筋肉に取り込んでエネルギーに変換します。ところが、インスリン抵抗性は最初に肝臓や筋肉に生じるため、血液中の糖が処理されずに高血糖、高インスリン状態となります。さらに高インスリンにより、脂肪の蓄積が加速してしまうのです。

レプチンとは、脂肪細胞で作られるホルモンで、脂肪の燃焼を促進したり、食欲にブレーキをかけたりする働きがあります。**レプチン抵抗性とは、レプチンの効きが悪くなる状態ですから、脂肪代謝の低下、食欲過剰などを招き、**糖質制限をしてもやせなくなります。

慢性的な炎症や基礎代謝の低下も問題

さらに、腸の粘膜に穴のあく**リーキーガット症候群**になると、腸から吸収された有害物によって、さまざまな臓器に慢性炎症が起こります。

特に、**肝臓で炎症が生じると血糖のコントロールができなくなり、血糖値が上昇するためインスリンの大量分泌が起こります。**

また、これまで、**カロリー制限を続けてきた人**は、摂取したカロリーに応じて行われる基礎代謝が低下していることで、**脂肪が燃焼されにくい可能性があります。**

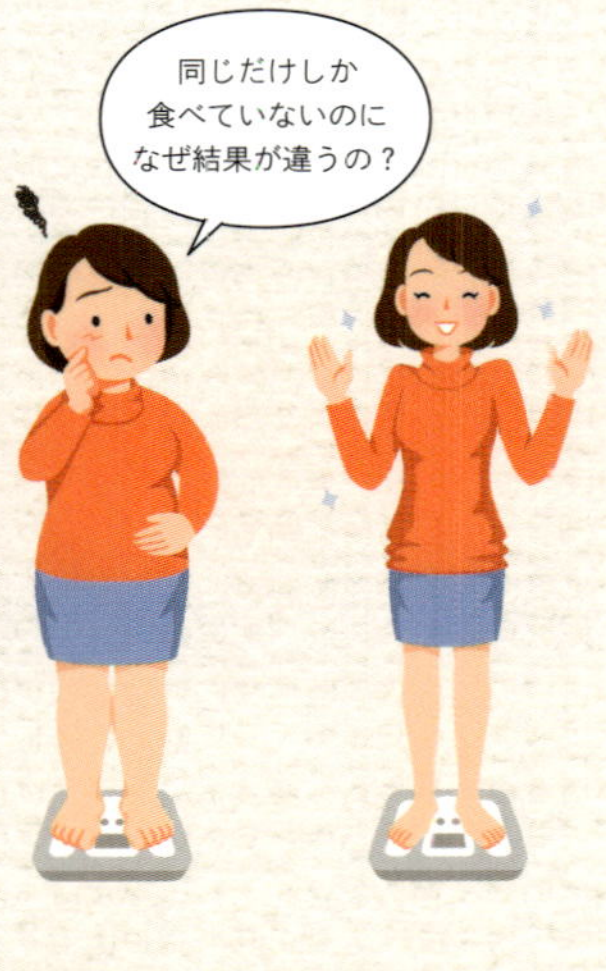
同じだけしか食べていないのになぜ結果が違うの？

糖質制限が失敗する主な理由

インスリン抵抗性

血糖値を下げるインスリンが効かない状態。高血糖、高インスリン状態が続いて脂肪の蓄積が加速する

レプチン抵抗性

脂肪細胞から作られるホルモンであるレプチンが効かなくなると、**脂肪の燃焼が低下し、過食になって太りやすくなる**

リーキーガット症候群

免疫の砦《とりで》である腸の粘膜に穴があき、細菌などが侵入すると、さまざまな臓器で炎症が起こる。**肝臓の炎症は血糖値上昇の原因になる**

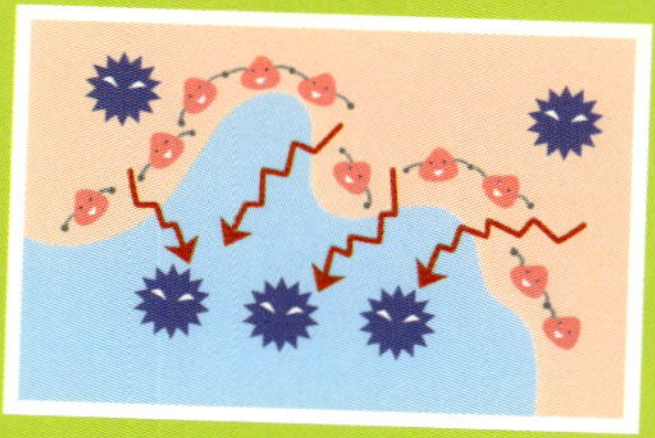

生活習慣の乱れ

寝不足やストレス過多、運動の過不足によって自律神経が乱れると、**ホルモンバランスが乱れて血糖値の上昇などを招く**

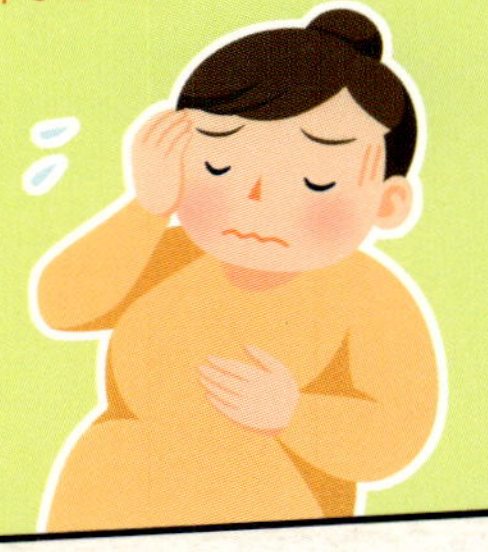

栄養不足

エネルギー生産をするのに不可欠な栄養素の不足も大問題。特に、**鉄分の不足はダイエット失敗の大きな要素**

基礎代謝の低下

基礎代謝は摂取するカロリーで調整されるので、**カロリー制限を続けてきた人は**基礎代謝も省エネモードで、**やせにくい体質になる**

睡眠不足やストレスが落とし穴の場合も

他にも、睡眠不足やストレス過多では、レプチンの生産が低下して脂肪が燃焼されにくくなったり、**コルチゾールという血糖値を上昇させるホルモン**が分泌されて、糖質を摂らなくても血糖値が上がりやすくなったりしています。加えて、運動不足の生活が続くと、筋肉量の低下を招き、代謝の低下やホルモンバランスの乱れを生じさせることになります。こうした**生活習慣の乱れ**も糖質制限によるダイエット効果が上がらない原因の1つです。

また、エネルギー生産に不可欠な栄養素の**鉄分の不足も見逃せません。**鉄分不足になると、エネルギーが十分に生産されないばかりか、細胞への酸素の供給も停滞します。

糖質制限をしてもやせないという人は、背景に隠れている理由を突き止めることが重要です。

ケトン体を出すには一日の糖質量を50gにするのが理想です。主食はもとより、高糖質な食材は摂りすぎに注意して、たくさん食べても安心な低糖質食材を選ぶようにしましょう。また、市販の加工品は右記を参考にして栄養成分表示をチェックするといいでしょう。

栄養成分表示の見方▶ 市販の加工品は、栄養成分表示を確認しましょう。糖質の明記がない場合は、炭水化物－食物繊維＝糖質量となります。食物繊維の記載がなければ、炭水化物の量を糖質量とみなします。

栄養成分表示：100g当り

エネルギー	659 kcal
たんぱく質	17.3 g
脂　　質	60.4 g
炭 水 化 物	17.2 g
（糖　　質）	（ 6.1 g ）
（食物繊維）	（11.1 g ）
ナトリウム	0mg
（食塩相当量）	（　0 g）

たくさん食べても安心！

ローカーボ（低糖質）食材

肉、魚介、きのこ類、海藻類は糖質量を気にする必要なし。野菜は葉物野菜を中心に摂るといいでしょう。

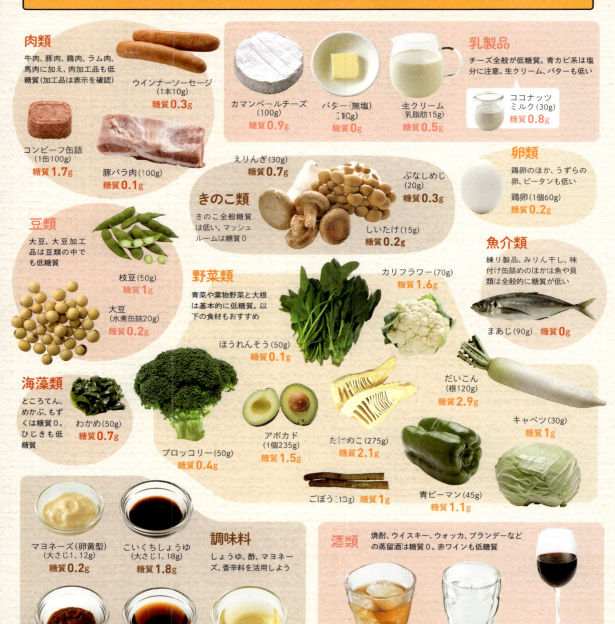

肉類

牛肉、豚肉、鶏肉、ラム肉、馬肉に加え、肉加工品も低糖質（加工品は表示を確認）

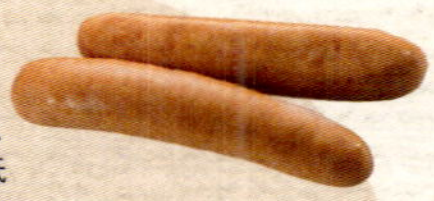

ウインナーソーセージ（1本10g）
糖質**0.3**g

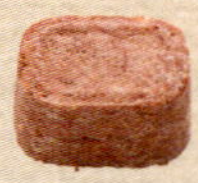

コンビーフ缶詰（1缶100g）
糖質**1.7**g

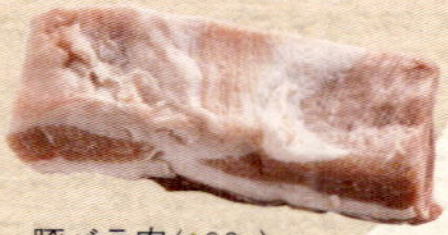

豚バラ肉（100g）
糖質**0.1**g

乳製品

チーズ全般が低糖質。青カビ系は塩分に注意。生クリーム、バターも低い

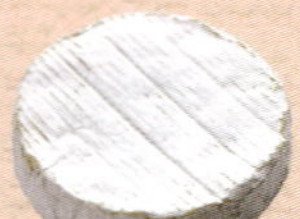

カマンベールチーズ（100g）
糖質**0.9**g

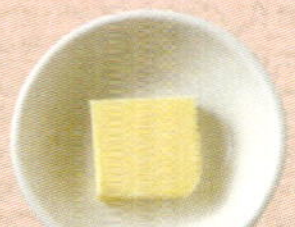

バター（無塩）（10g）
糖質**0**g

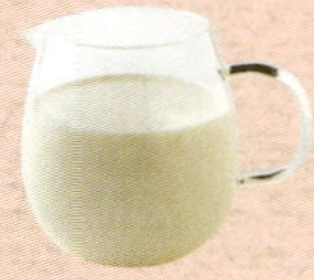

生クリーム（乳脂肪15g）
糖質**0.5**g

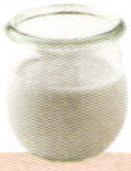

ココナッツミルク（30g）
糖質**0.8**g

きのこ類

きのこ全般糖質は低い。マッシュルームは糖質0

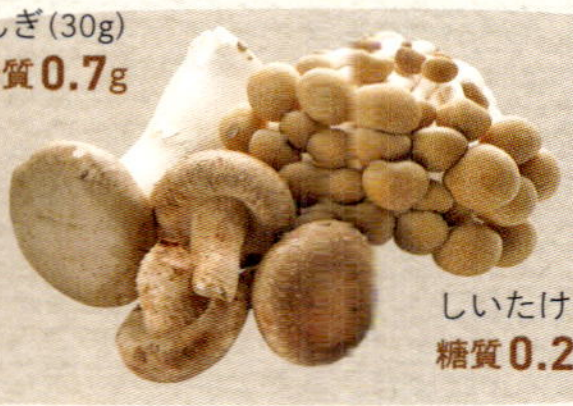

えりんぎ（30g）
糖質**0.7**g

ぶなしめじ（20g）
糖質**0.3**g

しいたけ（15g）
糖質**0.2**g

卵類

鶏卵のほか、うずらの卵、ピータンも低い

鶏卵（1個60g）
糖質**0.2**g

豆類

大豆、大豆加工品は豆類の中でも低糖質

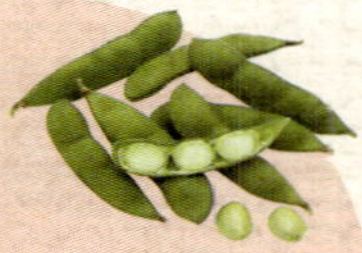

枝豆（50g）
糖質**1**g

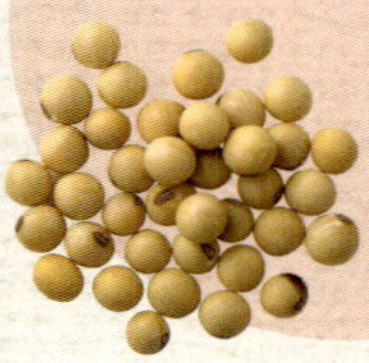

大豆（水煮缶詰20g）
糖質**0.2**g

魚介類

練り製品、みりん干し、味付け缶詰めのほかは魚や貝類は全般的に糖質が低い

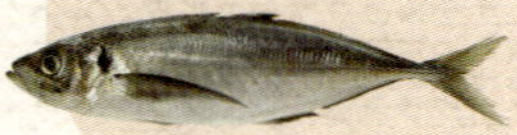

まあじ（90g）　糖質**0**g

野菜類

青菜や葉物野菜と大根は基本的に低糖質。以下の食材もおすすめ

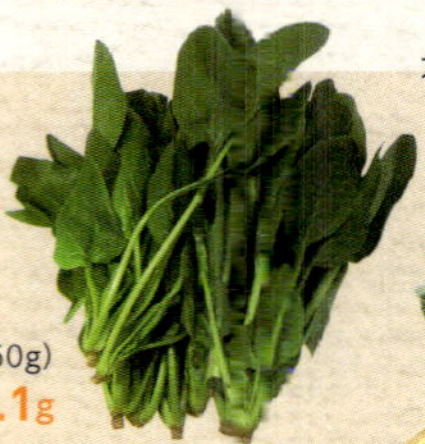

ほうれんそう（50g）
糖質**0.1**g

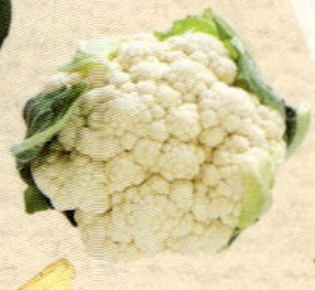

カリフラワー（70g）
糖質**1.6**g

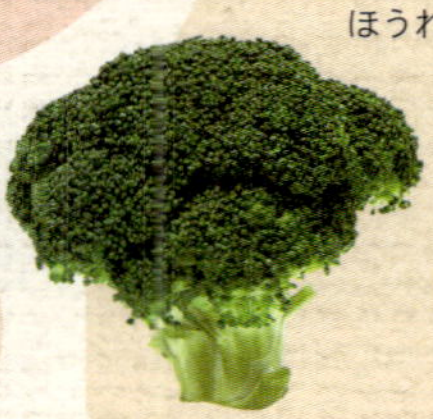

ブロッコリー（50g）
糖質**0.4**g

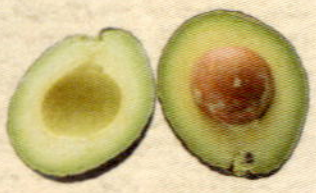

アボカド（1個235g）
糖質**1.5**g

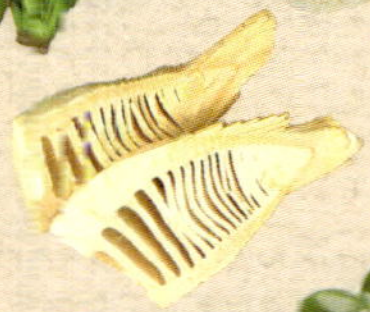

たけのこ（275g）
糖質**2.1**g

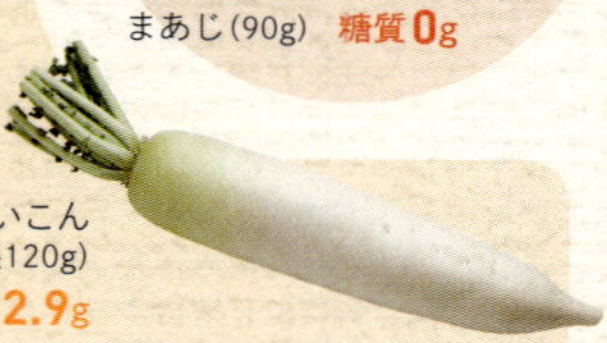

だいこん（根120g）
糖質**2.9**g

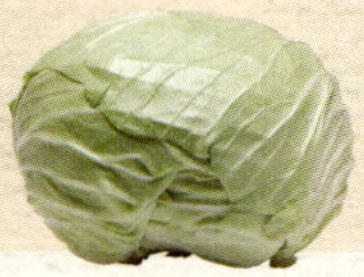

キャベツ（30g）
糖質**1**g

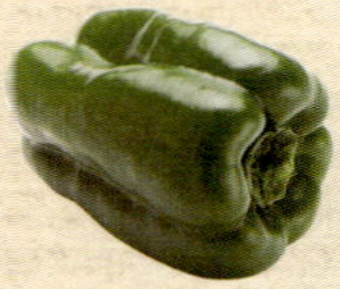

青ピーマン（45g）
糖質**1.1**g

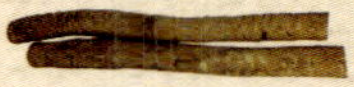

ごぼう（10g）　糖質**1**g

海藻類

ところてん、めかぶ、もずくは糖質0。ひじきも低糖質

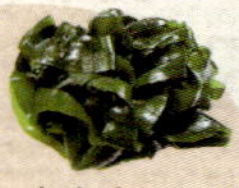

わかめ（50g）
糖質**0.7**g

調味料

しょうゆ、酢、マヨネーズ、香辛料を活用しよう

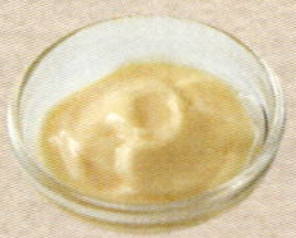

マヨネーズ（卵黄型）（大さじ1、12g）
糖質**0.2**g

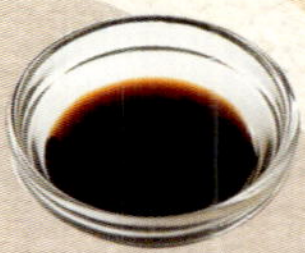

こいくちしょうゆ（大さじ1、18g）
糖質**1.8**g

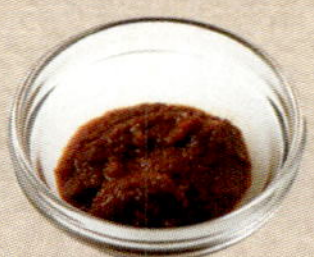

豆板醤（小さじ1、6g）
糖質**0.2**g

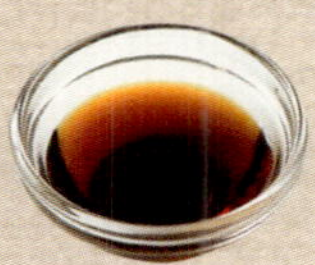

ぽん酢しょうゆ（18g）
糖質**1.4**g

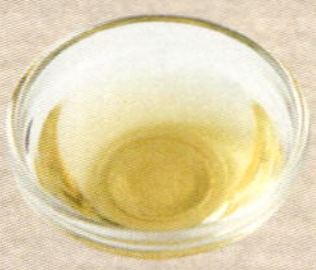

穀物酢（大さじ1、15g）
糖質**0.4**g

酒類

焼酎、ウイスキー、ウォッカ、ブランデーなどの蒸留酒は糖質0。赤ワインも低糖質

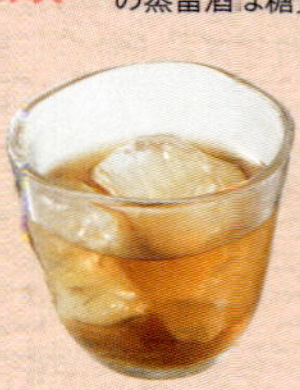

ブランデー（1杯60mℓ）
糖質**0**g

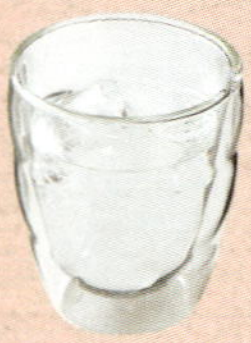

焼酎（ロック、1杯60mℓ）
糖質**0**g

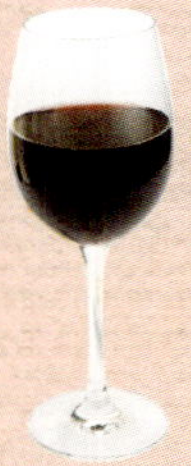

赤ワイン（1杯100mℓ）
糖質**1.5**g

参考文献『増補新版　食品別糖質量ハンドブック』（監修　江部康二　洋泉社）

Point 2

食材に含まれる糖質《カーボ》量を知っておくことが基本

摂りすぎに注意！

ハイカーボ(高糖質)食材

主食は1食分でも高糖質なので、半分くらいを目安に。
根菜類や調味料は糖質高めのものは吟味して。

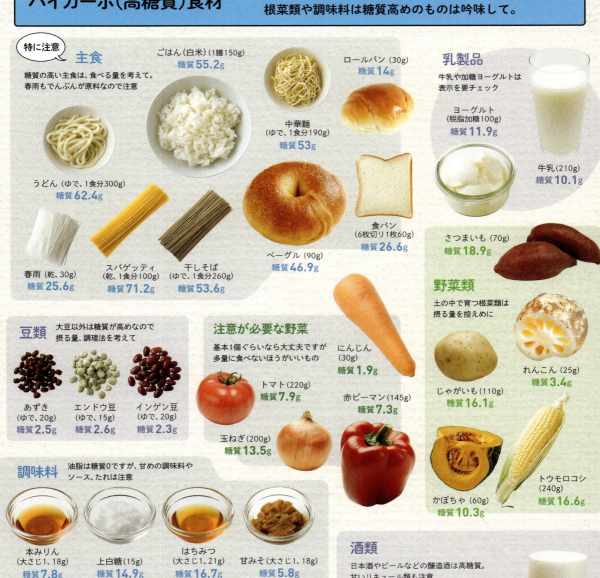

特に注意

主食

糖質の高い主食は、食べる量を考えて。
春雨もでんぷんが原料なので注意

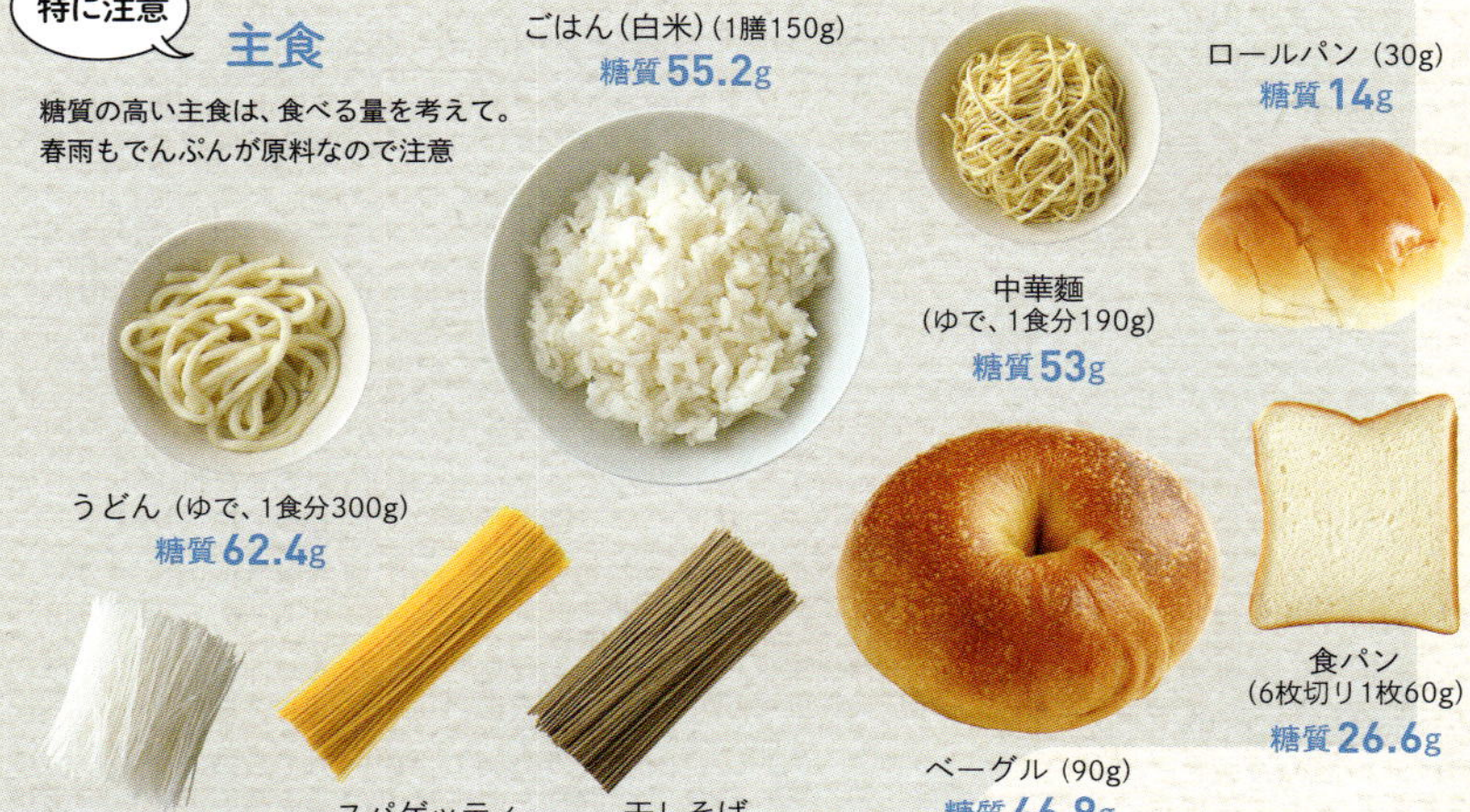

ごはん(白米)(1膳150g) 糖質55.2g

中華麺(ゆで、1食分190g) 糖質53g

ロールパン(30g) 糖質14g

うどん(ゆで、1食分300g) 糖質62.4g

食パン(6枚切り1枚60g) 糖質26.6g

ベーグル(90g) 糖質46.9g

春雨(乾、30g) 糖質25.6g

スパゲッティ(乾、1食分100g) 糖質71.2g

干しそば(ゆで、1食分260g) 糖質53.6g

乳製品

牛乳や加糖ヨーグルトは表示を要チェック

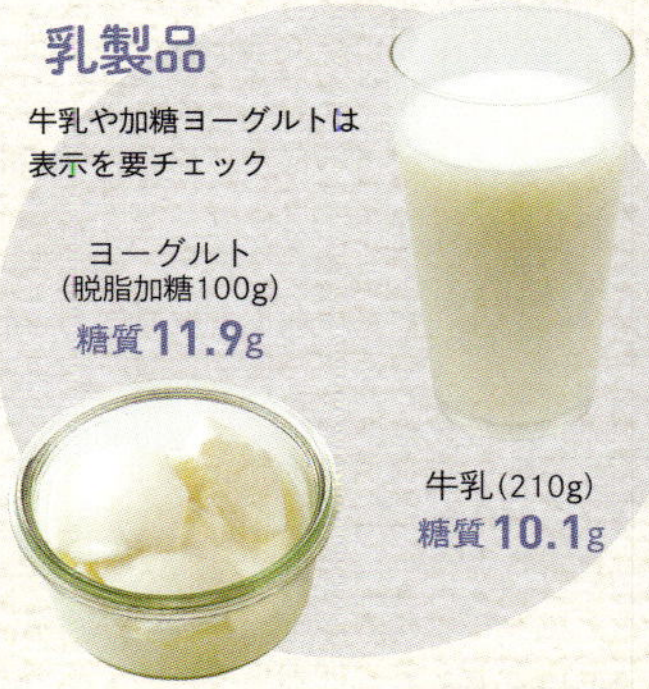

ヨーグルト(脱脂加糖100g) 糖質11.9g

牛乳(210g) 糖質10.1g

野菜類

土の中で育つ根菜類は摂る量を控えめに

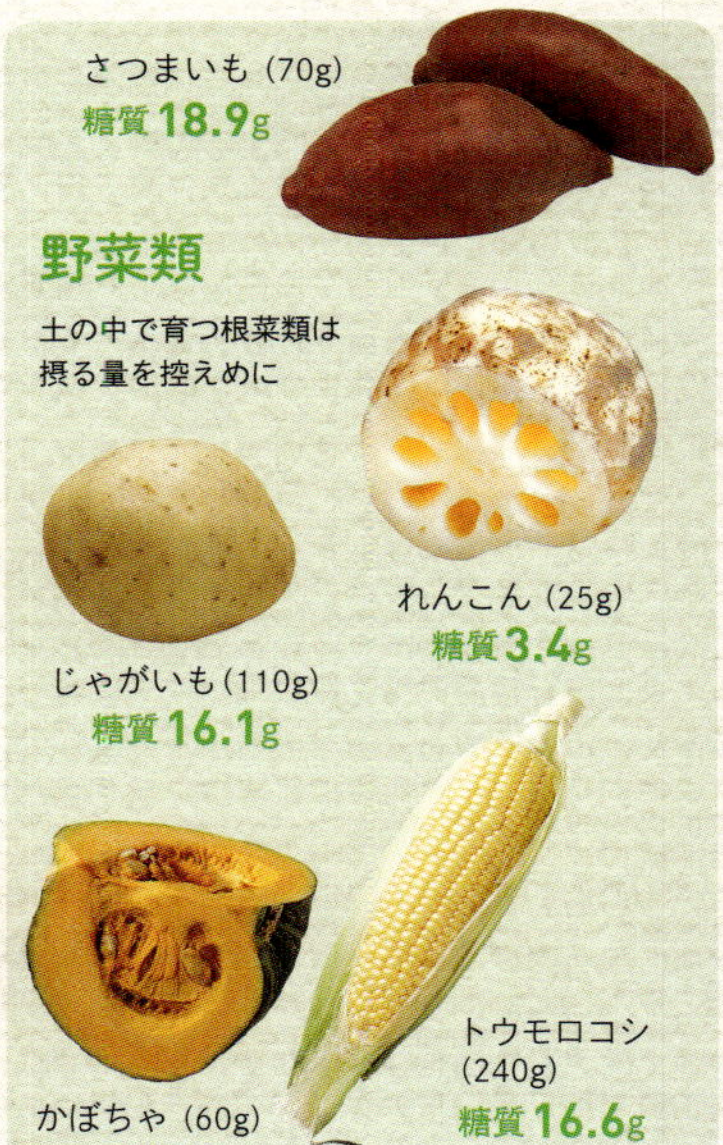

さつまいも(70g) 糖質18.9g

れんこん(25g) 糖質3.4g

じゃがいも(110g) 糖質16.1g

かぼちゃ(60g) 糖質10.3g

トウモロコシ(240g) 糖質16.6g

豆類

大豆以外は糖質が高めなので摂る量、調理法を考えて

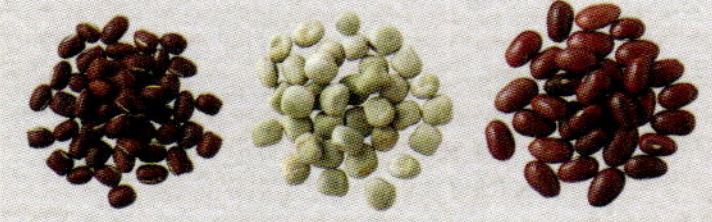

あずき(ゆで、20g) 糖質2.5g

エンドウ豆(ゆで、15g) 糖質2.6g

インゲン豆(ゆで、20g) 糖質2.3g

注意が必要な野菜

基本1個ぐらいなら大丈夫ですが多量に食べないほうがいいもの

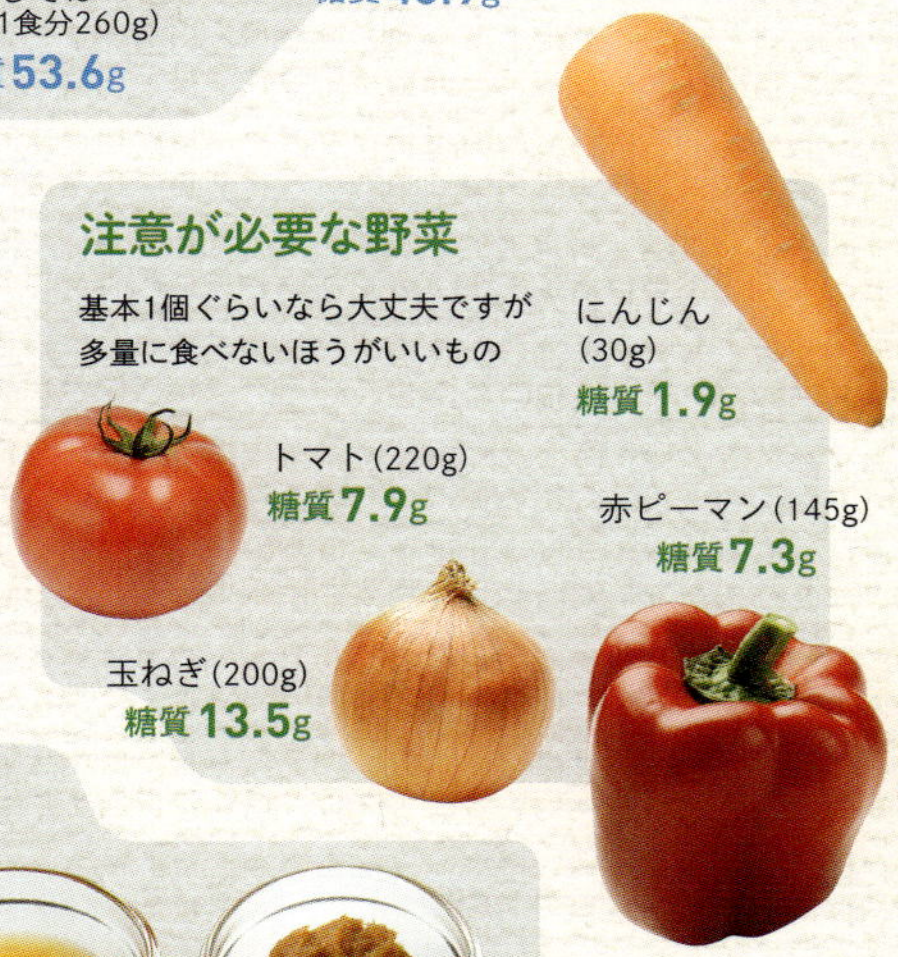

にんじん(30g) 糖質1.9g

トマト(220g) 糖質7.9g

赤ピーマン(145g) 糖質7.3g

玉ねぎ(200g) 糖質13.5g

調味料

油脂は糖質0ですが、甘めの調味料やソース、たれは注意

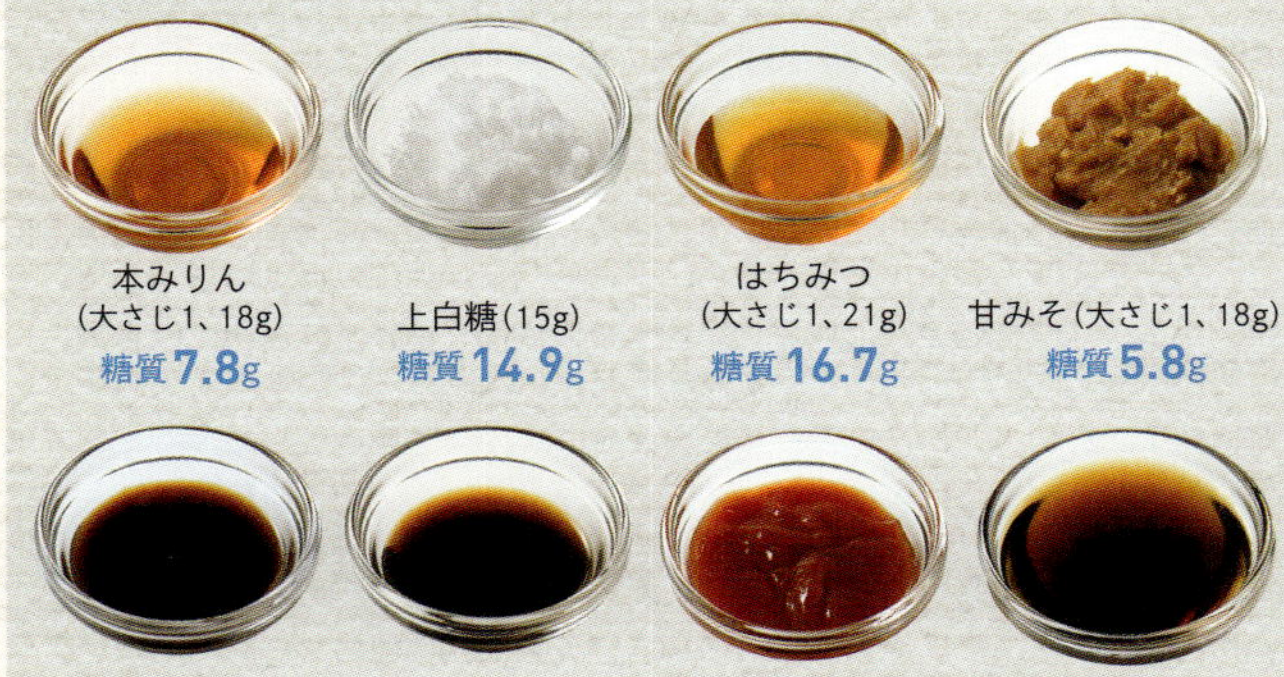

本みりん(大さじ1、18g) 糖質7.8g

上白糖(15g) 糖質14.9g

はちみつ(大さじ1、21g) 糖質16.7g

甘みそ(大さじ1、18g) 糖質5.8g

中濃ソース(大さじ1、18g) 糖質5.4g

ウスターソース(大さじ1、18g) 糖質4.7g

トマトケチャップ(大さじ1、15g) 糖質3.8g

めんつゆ(ストレート150g) 糖質13.1g

酒類

日本酒やビールなどの醸造酒は高糖質。
甘いリキュール類も注意

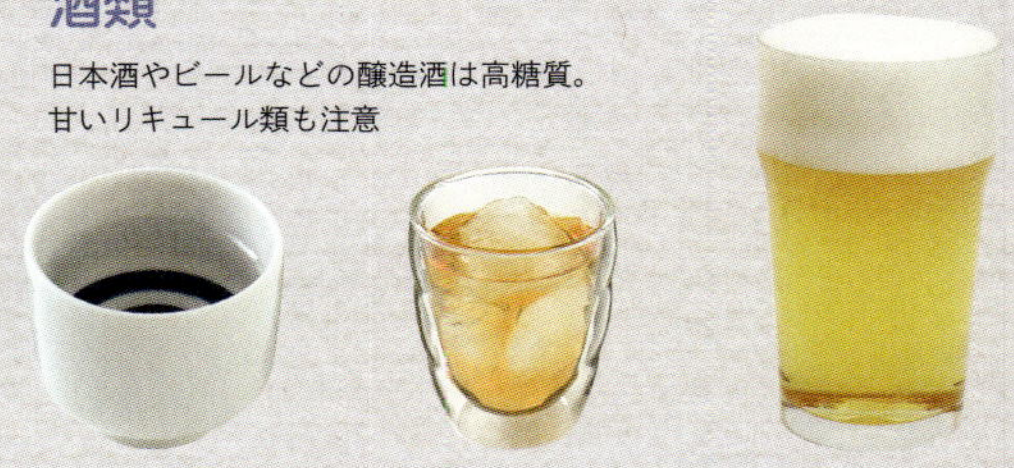

日本酒(1合180mℓ) 糖質8.1g

梅酒(ロック、1杯60mℓ) 糖質12.4g

ビール(1杯200mℓ) 糖質6.2g

Point 3

ケトン体を増やす食材を積極的に摂りましょう

ケトン食とは、高たんぱく、高脂肪の食材

ケトン体質をキープするには、糖質制限するだけでなく、ケトン体を増やす食材を意識して摂ることが有効です。

ケトン体のスイッチを入れる食材の筆頭は、中鎖脂肪酸100％のMCTオイルですが、ココナッツオイルにも中鎖脂肪酸が約60％も含まれています。ただし、ケトン体を増やす目的であれば、MCTオイルより量を多く摂る必要があります。

それ以外には、肉や魚介、チーズやバター、豆腐や納豆などの大豆製品が、高たんぱく・高脂肪の食材。中でもとりわけ優秀なのは、卵です。卵は糖質0の上、アミノ酸をバランスよく含んだ動物性たんぱく質の宝庫で、ビタミンC以外のビタミンをすべて含んだ準完全栄養食品です。

ケトン体質をキープするには、**肉、チーズ、卵を食事の中心に**献立を考えるようにしてください。

果糖が多い果物の中で、唯一の例外なのが**アボカド**で、糖質が少なく高脂肪。他にも**ナッツ類（特にくるみ）や生クリーム、ココナッツミルクやココナッツバターなどがおすすめです。**

糖質とカロリーの両方を制限するのはNG！

気をつけたいのは、**糖質制限とカロリー制限を同時に行わないこと。**糖質を抜くと、2週間ほどで体重が減ってきますが、ここでカロリーまで減らしてしまうと、フラフラしたり、体力が落ちたりと体の不調の原因になります。

さらに、カロリーを減らすことで代謝が落ちてしまい、やせにくくなってしまうという逆効果になります。

糖質を減らした分は、ケトン体アップ食材を積極的に増やすことで、効率よくダイエットしてください。

● ケトン体質をキープする法則

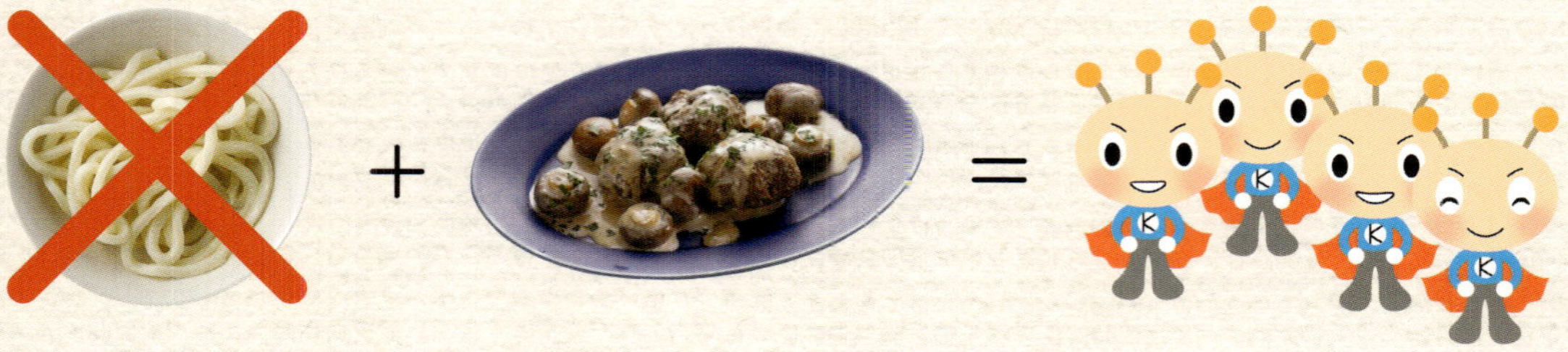

食事から糖質を減らす ＋ 高たんぱく、高脂肪の食事をする ＝ ケトン体回路を優先してケトン体を出す

ケトン食ピラミッド

ケトン体アップ食材は、
高たんぱくで高脂肪

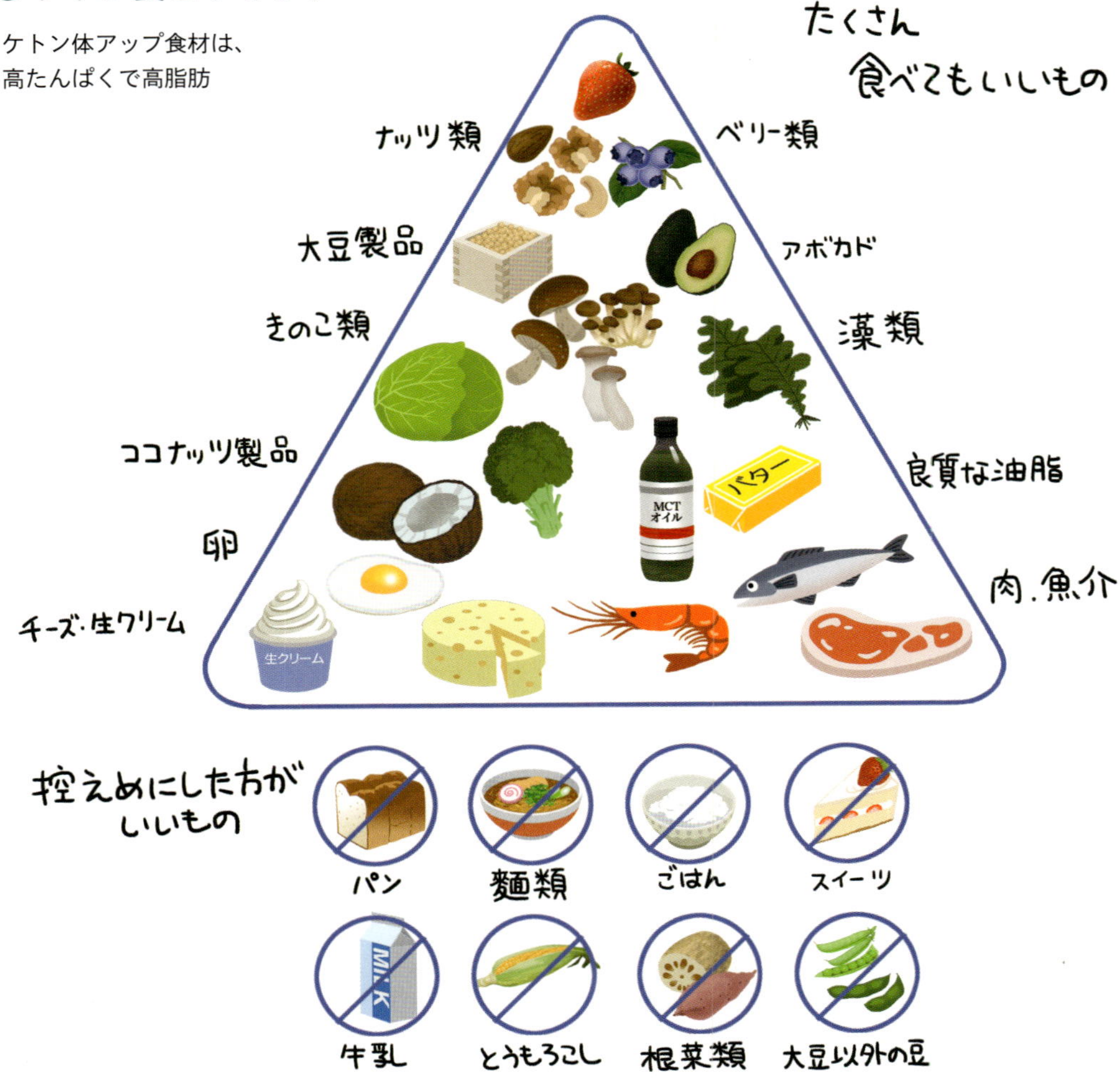

メニューと時間帯を選んで上手にダイエットを！

ダイエットの初級では、昼食は普通食でOKですが、強度を上げる場合には、外食やコンビニ食でも、スパゲッティやサンドイッチといった単品メニューを選ばないことです。

さらに、主食の糖質を抜いても、ケーキやアイスクリームなどのスイーツを食べてしまえば努力も台無し。とはいえ、時にはハメをはずしたいというなら昼食で、夜に付き合いがある場合には、翌日に糖質を減らして調整すれば問題はありません。

こうした食生活になると、**初期には軽い頭痛などが生じることがありますが、これはケトン体が増えて代謝が切り替わっている状態**かもしれません。妊娠すると、高ケトン体質に変わりますが、つわりが起こるというのも、代謝の切り替えが原因であるといわれています。

宗田先生、教えてください！ ケトン体質になるためのQ&A

Q1 中鎖脂肪酸はどんなオイルですか？

A ケトン体質になることが目的であれば、肝臓ですぐにケトン体になる中鎖脂肪酸を摂るのが一番です。

脂肪酸は炭素の数で、短鎖・中鎖・長鎖の３種類あります。

中鎖脂肪酸は長鎖脂肪酸の約4倍の速さで吸収され、10倍の速さでエネルギーとして使われるため、中性脂肪になりにくいのが特徴です。

	脂肪酸の種類	炭素数	脂肪酸名	主な食品
飽和脂肪酸	短鎖	2~6	酢酸・酪酸・カプロン酸	バターなど
	中鎖	8	カプリル酸	MCTオイル、ココナッツオイルなど
		10	カプリン酸	
		12	ラウリン酸	
	長鎖	14~18	ミリスチン酸・パルチミン酸・ステアリン酸	ココナッツオイルほか動植物に分布
不飽和脂肪酸	一価	18	オレイン酸	オリーブ油など
	n-6	18	リノール酸	コーン油・綿実油など
	n-3	18~22	α−リノレン酸、EPAなど	アマニ油・魚油など

Q2 ケトン体が出ることは、危険だと聞きましたが大丈夫ですか？

A これまでケトン体は、ブドウ糖が使えない飢餓状態になると増えるものとして危険視されてきました。でも、妊婦や胎児はいずれも高ケトン体値ですが健康です。第一線の糖尿病研究者の間でも、ケトン体を肯定する意見が多くなっています。

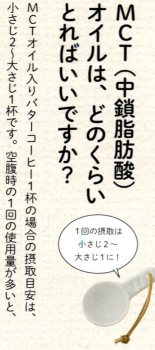

Q3 MCT（中鎖脂肪酸）オイルは、どのくらいとればいいですか？

A MCTオイル入りバターコーヒー1杯の場合の摂取目安は、小さじ2~大さじ1杯です。空腹時の1回の使用量が多いと、お腹がゆるくなる場合があるので、1回につき大さじ1（15㎖）を上限として加減しましょう。MCTオイルは、無味無臭なので、サラダにかけたり、調味料にまぜたりしてもいいでしょう。一日1~3回を目安に摂取しましょう。

Q4 朝にバターコーヒーだけでは、お腹がすきませんか？

A 空腹を感じるのは、インスリンが分泌されて血糖値が下がるためです。糖質を摂らないと、眠くなったり、空腹を感じたりすることがありません。特に、前日の夕食に糖質を摂らないと、翌朝も空腹感がないので、バターコーヒーだけで十分です。

Q5 バターコーヒーダイエットをすると、体調が悪くなることがありますか？

A MCTオイルの摂取量が多すぎると、最初はお腹がゆるくなる人がいますので、少量（小さじ2杯程度）から試してください。また、バターコーヒーダイエットの初期には、軽い頭痛や胃痛などの不調を訴える人もいますが、体が慣れてくると症状はなくなるようです。さらに、体臭や口臭から、ケトン臭という甘酸っぱい臭いがすると気にする人もいますが、一瞬のことですし、次第に消えていきます。

Q6 バターコーヒーダイエットをやめるタイミングを教えてください。

A 目標の体重まで減量ができたら、それをゴールにダイエットを終了してください。その際には、糖質制限やダイエットコースの強度をゆるめながら徐々に普通食に戻しましょう。

Q7 MCTオイルやギーの代わりに使えるオイルはありますか？

A MCTオイルの代わりには、ココナッツオイルが使えますが、ココナッツオイルの中鎖脂肪酸の含有量は60%ですから、MCTオイルと同様の効果を得るには、少し多めに摂る必要があります。また、ギーの代わりには、無塩バター、生クリームがいいでしょう。

MCTバターコーヒーのアレンジの法則

基本形

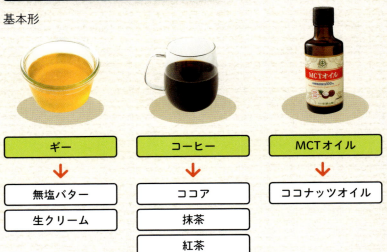

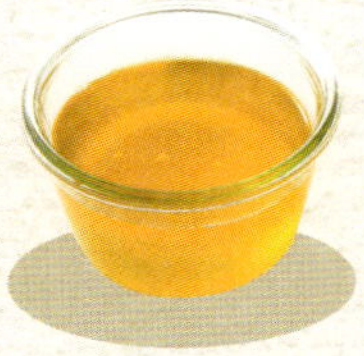

ギー
↓
無塩バター
生クリーム

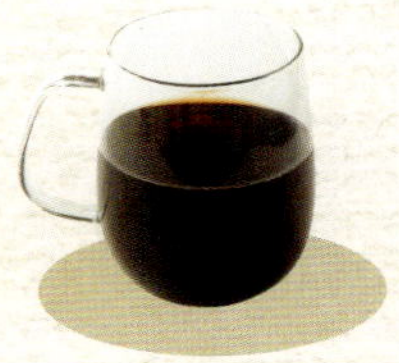

コーヒー
↓
ココア
抹茶
紅茶

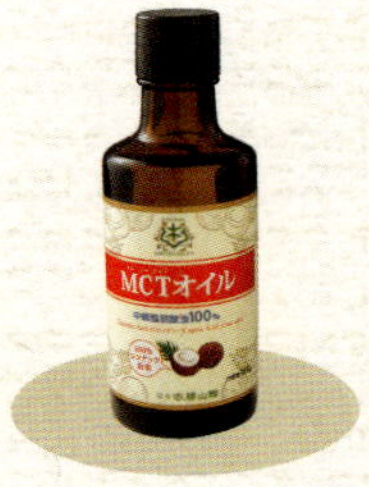

MCTオイル
↓
ココナッツオイル

ケトン体質めざして

バターコーヒーダイエット体験談

宗田先生ケトン体ダイエット成功体験談
—糖尿病を克服！ バターコーヒーでキープ！—

糖質制限で半年後15kg減！

私は9年前に糖尿病になり、友人の糖尿病専門医の診察を受けず、書店で見つけた釜池豊秋先生の『糖質ゼロの食事術』を実践しました。朝と昼は、コーヒーだけを飲み、夜にたっぷり肉を食べる生活を実践したのです。すると、半年で体重は84kgから69kgとなり、15kgの減量に成功することができました。

また、血糖値の推移を示すヘモグロビンA1cの数値は、8.6％から5.2％と、半年で基準値内になりました。肥満の目安でもある内臓脂肪と皮下脂肪の面積も大幅に減って、ウエストは、95.5cmから88.1cmにサイズダウンしたのです。

● 宗田先生のケトン生活の成果

体重の変化

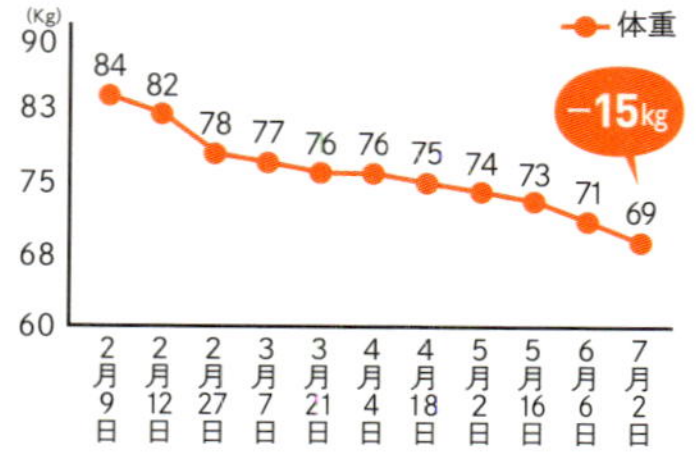

2008年2月に84kgの体重が、半年後には69kgと順調に減量に成功

ヘモグロビンA1c

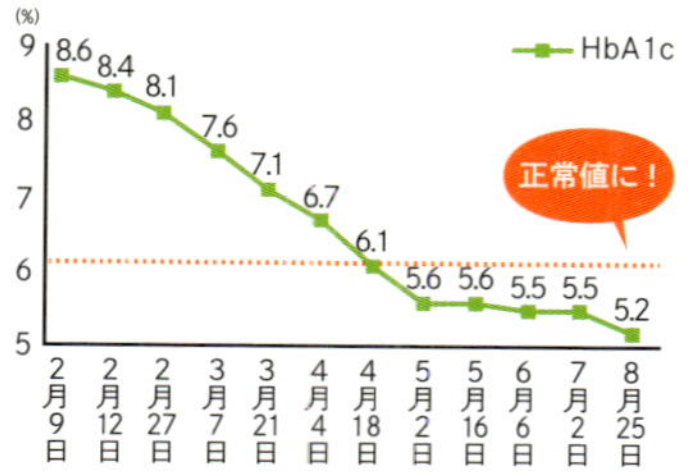

1〜2ヶ月の血糖値の推移を示す数値も、半年で基準値まで改善

現在はダイエット上級コースを実践中

この食事法は、意外に空腹もなく、わずか半年で、糖尿病の数値が改善し、ダイエットにも成功しました。現在も、診察のある日でも休日でも、一日1食は変わりません。むしろ、朝と昼を食べた方が体調が悪いほどで、今は朝・昼バターコーヒーでその体重をキープしつつ、一日パワフルに働けています。上級コースですね。ただし、夜は肉を300〜400gくらい食べるようにしていて、これが何よりの楽しみになっています。

● 宗田先生は一日1食！

- 4:00 起床
- **7:00** 朝食 ＜バターコーヒーだけ
- 9:30 午前診察
- 12:00 診察終了
- **13:00** 昼食 ＜バターコーヒーだけ
- 15:30 午後診察
- 16:30 診察終了
- **20:00** 夕食 ＜肉をたっぷり300g
- 24:00 就寝

バターコーヒー
ダイエット体験者

50代女性 初級・中級コース

初級
朝 バターコーヒー
昼 普通食
夜 主食抜き

中級
朝 バターコーヒー
昼 主食抜き
夜 主食抜き

4週間の変化

58.6kg → **54.8kg**

3.8kg減！

血糖値：起床時の血糖値は91～111

ダイエット開始後、途中から尿検査試験紙でケトン体が出ていることを確認しながら行いました。同時にリブレで血糖値も常にモニターするように。10日ほどで尿にケトン体が出るようになり、後半は試験紙が濃紫色になりました（p.60～61参照）。

中級にギアを上げてダイエットにはずみをつけた

バターコーヒーは、おいしいので毎日続けることが、まったく難しくありませんでした。体重は、1週間で1kgずつ減る感じで、最初のうちだけ、少し頭痛がありました。前日に食べ過ぎた時や、体重が落ちないときは、初級コースではなく中級にギアを入れて、昼と夜の糖質制限を実践。ダイエット以前より、体の芯がしっかりした感じがして、重だるいような疲労を感じなくなりました。もう少し続けて、あと3kg落とすのが目標です。

食事記録表

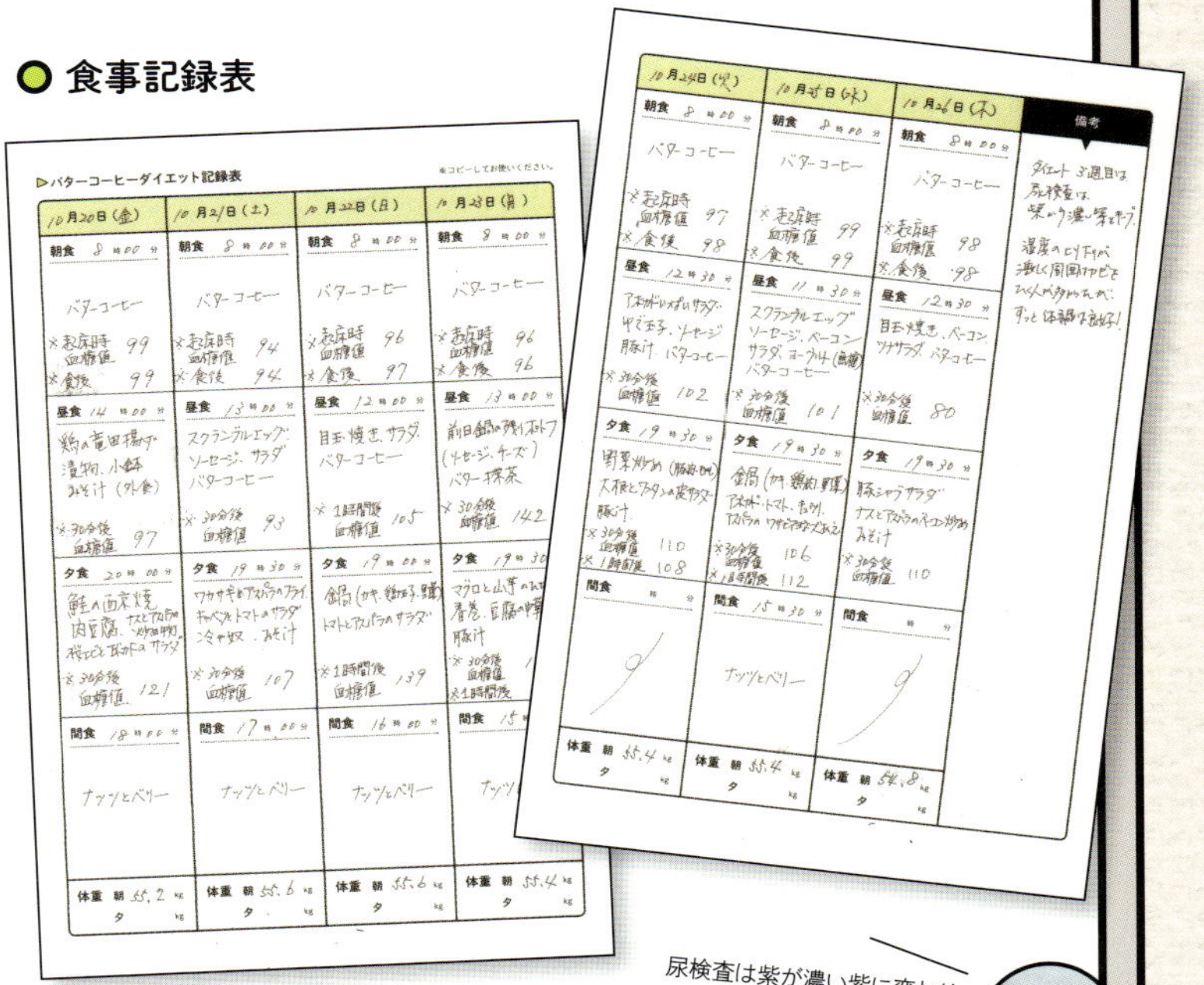

尿検査は紫が濃い紫に変わり、二日後、54.8kgを記録！（p.61参照）

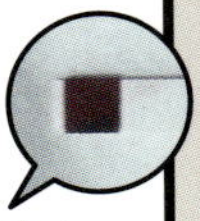

ダイエット初日9月29日

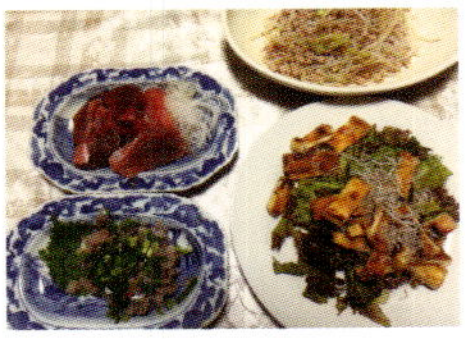

夕食の献立：刺身２品、サラダ、もやしと豚挽肉炒め、みそ汁

起床時血糖値	91
夕食後血糖値	123
体重	58.6kg

23日目

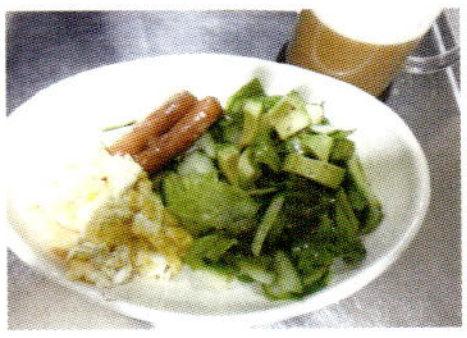

昼食の献立：バターコーヒー、スクランブルエッグ、ソーセージ、サラダ

起床時血糖値	94
夕食後血糖値	93
体重	55.6kg
尿検査	紫

23日目

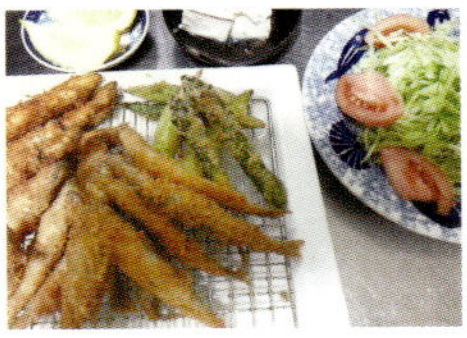

夕食の献立：ワカサギフライ、アスパラ、キャベツとトマトサラダ、冷や奴、みそ汁

起床時血糖値	94
夕食後血糖値	107
体重	55.6kg

26日目

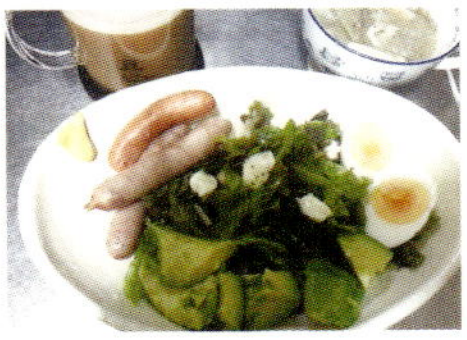

昼食の献立：バターコーヒー、アボカドいっぱいサラダ、ゆで卵、ソーセージ、豚汁

起床時血糖値	97
夕食後血糖値	102
体重	55.4kg
尿検査	濃紫

バターコーヒー
ダイエット体験者

40代女性 初級コース

朝 バターコーヒー
昼 主食抜き
夜 普通食

※変則

半年間の変化

58.0kg → 50.0kg　8kg減！

私の場合は、朝はバターコーヒーだけ、夜は付き合いも多くて糖質を抜くのが難しいので、昼食に糖質を制限するようにしました。体重が減っても、オイルを摂っているせいで、肌が乾燥してシワシワになることもありません。

体重変化

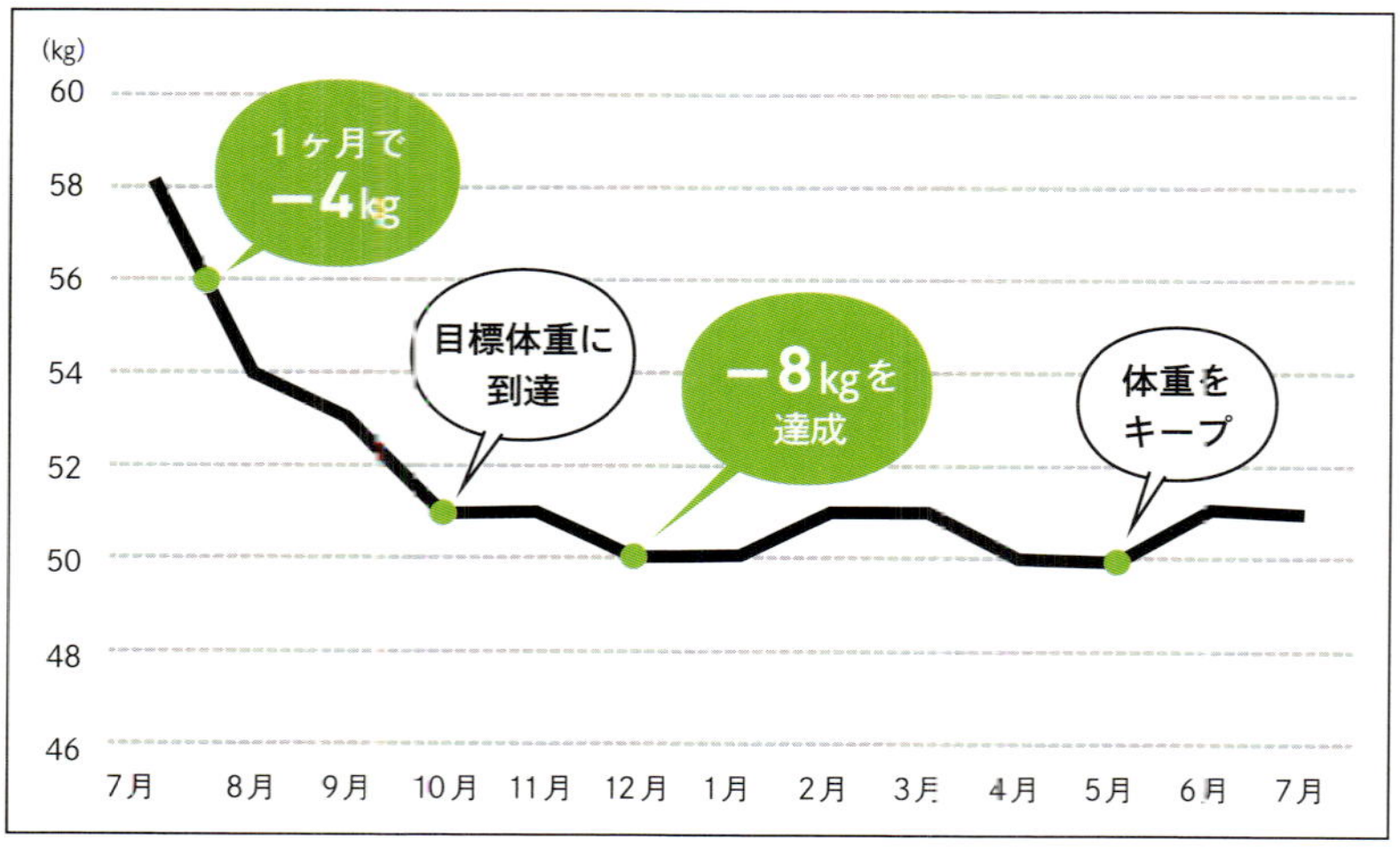

最初の1ヶ月で4kgの減量ができてからは、コンスタントに減量ができて、当初の目標を無理なく達成。8kgの減量に成功してからは、この体重を安定してキープしている。

半年で8kgも体重が減り、現在も順調にキープ！

不規則になりがちの生活で、暴飲暴食に運動不足が続き、30代後半からジリジリ太ってきました。バターコーヒーダイエットで驚いたのは、短期間で結果がでることです。

最初の1ヶ月で4kg近く体重が落ちて、それが励みになりダイエットを続けることができました。当初は52kgくらいの減量を目標にしていましたが、半年で8kg減って50kgに。太りやすい年末年始も、そのままキープできました。

でも、出張で数日間バターコーヒーが飲めないと、すぐに体重が増えてしまいます。そんな時は、自宅に戻って朝のバターコーヒーを始めると、すぐにまた体重の調整ができるので、この習慣は現在も継続中です。

昼食は糖質制限

- 7:00 起床
- **8:00 朝食** — バターコーヒーだけ
- 午前の仕事
- **13:00 昼食** — きのこ、チーズ、野菜たっぷりオムレツなど
- 午後の仕事
- **20:00 夕食** — 付き合いで、普通食にビール1缶！
- 24:00 就寝

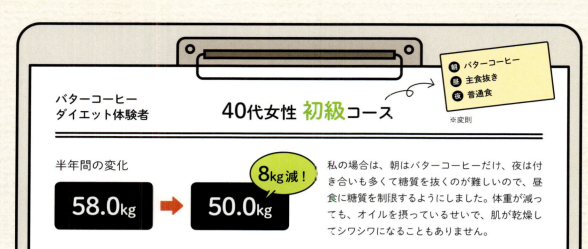

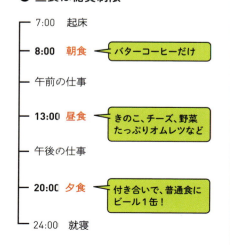

バターコーヒー
ダイエット体験者

40代女性 初級コース

朝 バターコーヒー
昼 普通食
夜 主食抜き

3週間の変化

64.5kg → **61.7kg**

2.8kg減！

糖質が好きだったので、昼は主食を食べてもいい初級コースでスタート。バターコーヒーのせいか、糖質制限のせいか、持病の偏頭痛が起こらず、ずっと体調がよかったのが最高です。

体調がよく約3kgの減量とサイズダウンに成功

これまではダイエットをすると、持病の偏頭痛が悪化するので続けることができませんでした。私の頭痛は、痛みで吐き気が生じるほど重症で、寝込むこともしばしばですが、バターコーヒーダイエットは、偏頭痛が起こらずに継続することができました。また、最初のころは便秘に悩むことがありましたが、体調はとてもよかったです。ただ、髪の毛や肌、唇の乾燥に悩みました。

3週間で約3kgの体重を落とすことができ、服のサイズダウンは、トップスがXLからLかMサイズに。パンツ類は29インチから26インチになりました。

コーヒーは苦手でしたが、バターコーヒーはとてもおいしいので、もう少し続けようと思います。

食事記録表

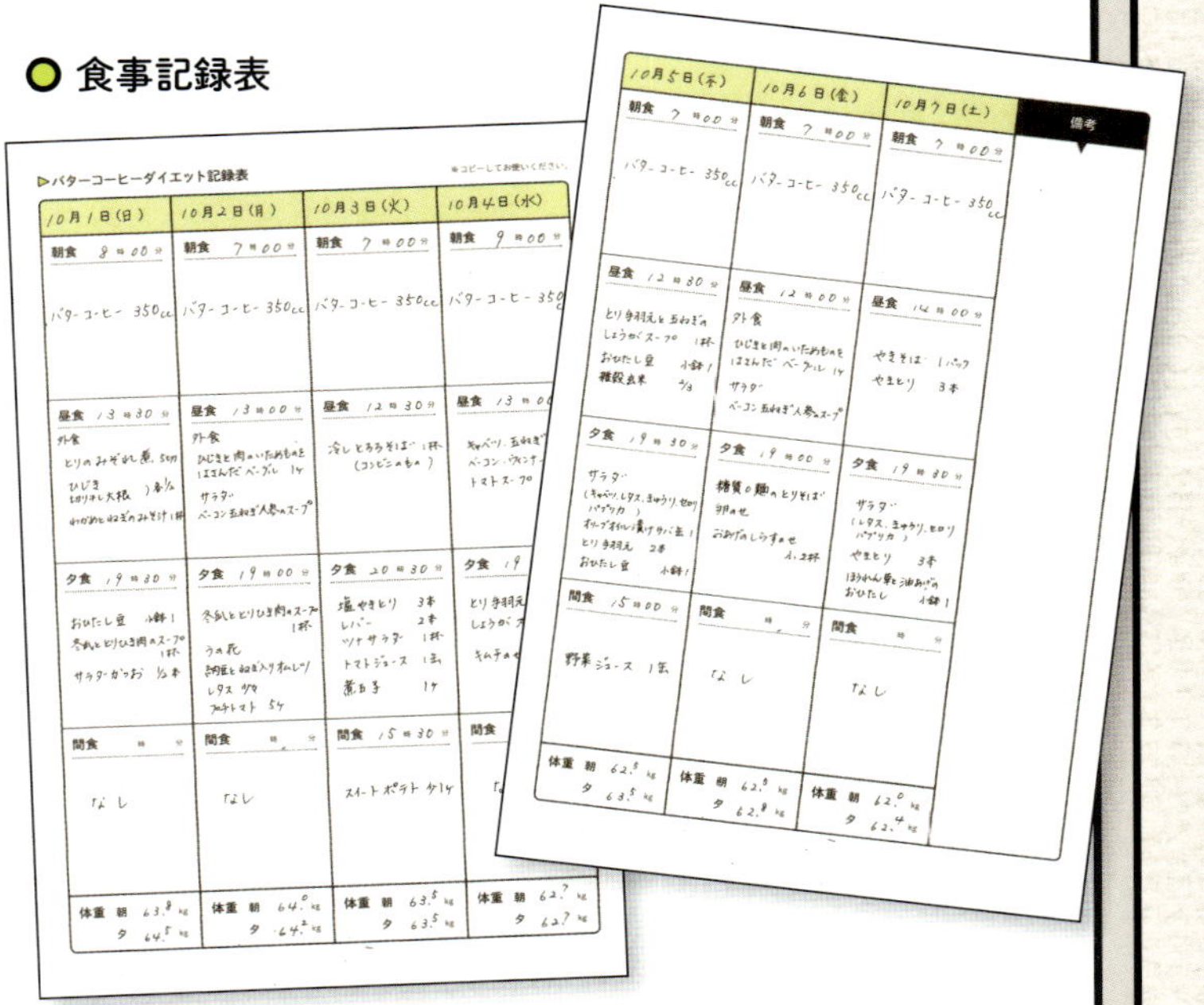

▷バターコーヒーダイエット記録表　※コピーしてお使いください。

	10月1日(日)	10月2日(月)	10月3日(火)	10月4日(水)
朝食	8時00分 バターコーヒー 350cc	7時00分 バターコーヒー 350cc	7時00分 バターコーヒー 350cc	9時00分 バターコーヒー 350
昼食	13時30分 外食 とりのみぞれ煮 5切 ひじき 切り干し大根 各1/2 わかめとねぎのみそ汁 1杯	13時00分 外食 ひじきと肉のいためものをはさんだベーグル 1ケ サラダ ベーコン玉ねぎ人参のスープ	12時30分 冷しとろろそば 1杯 （コンビニのもの）	13時0 キャベツ、玉ねぎ ベーコン、ウインナ トマトスープ
夕食	19時30分 おひたし豆 小鉢1 冬瓜ととりひき肉のスープ 1杯 サラダかつお 1/2本	19時00分 冬瓜ととりひき肉のスープ 1杯 うの花 納豆とねぎ入りオムレツ レタス 少々 プチトマト 5ケ	20時30分 塩やきとり 3本 レバー 2本 ツナサラダ 1杯 トマトジュース 1缶 煮玉子 1ケ	19 とり手羽元 しょうが キムチの
間食	時　分 なし	時　分 なし	15時30分 スイートポテト 少1ケ	
体重	朝 63.8kg 夕 64.5kg	朝 64.0kg 夕 64.2kg	朝 63.5kg 夕 63.5kg	朝 62.7kg 夕 62.7kg

	10月5日(木)	10月6日(金)	10月7日(土)	備考
朝食	7時00分 バターコーヒー 350cc	7時00分 バターコーヒー 350cc	7時00分 バターコーヒー 350cc	
昼食	12時30分 とり手羽元と玉ねぎのしょうがスープ 1杯 おひたし豆 小鉢1 雑穀玄米 2/3	12時00分 外食 ひじきと肉のいためものをはさんだベーグル 1ケ サラダ ベーコン玉ねぎ人参のスープ	14時00分 やきそば 1パック やきとり 3本	
夕食	19時30分 サラダ （キャベツ、レタス、きゅうり、セロリ、パプリカ） オリーブオイル漬けサバ缶 1 とり手羽元 2本 おひたし豆 小鉢1	19時00分 糖質0麺のとりそば 卵のせ おあげのしらすのせ 小2枚	19時30分 サラダ （レタス、きゅうり、セロリ、パプリカ） やきとり 3本 ほうれん草と油あげのおひたし 小鉢1	
間食	15時00分 野菜ジュース 1缶	時　分 なし	時　分 なし	
体重	朝 62.5kg 夕 63.5kg	朝 62.8kg 夕 62.8kg	朝 62.0kg 夕 62.4kg	

朝はバターコーヒーを毎日欠かさず1杯飲みました。昼食は週の⅓は外食でしたが、主食ありと主食なしを適宜取り入れました。夕食は、主食はなしでたんぱく質、葉物野菜を中心に毎日摂取。すると最初の1週間で、1.7kg落ちました。2週目はあまり体重変化はありませんでしたが、3週目になり、また1kg落ちました。

ダイエット2日目10月2日

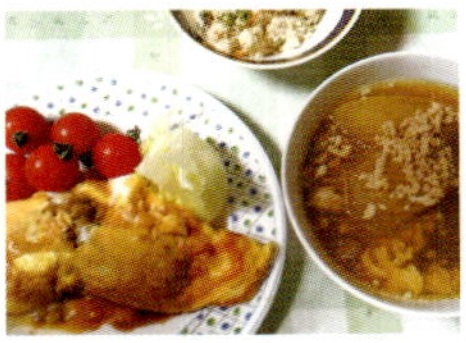

夕食の献立：納豆とねぎ入りオムレツ、おから、冬瓜と鶏ひき肉のスープ、レタス、プチトマト

体重 64.2kg

4日目

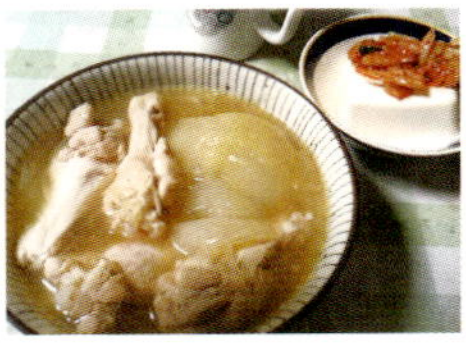

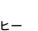

夕食の献立：鶏手羽元と玉ねぎのしょうがスープ、キムチのせ豆腐

体重 62.7kg

6日目

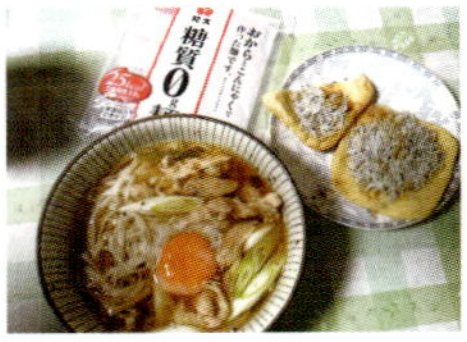

夕食の献立：糖質0麺の鶏そば、卵のせ、お揚げのしらすのせ

体重 62.8kg

11日目

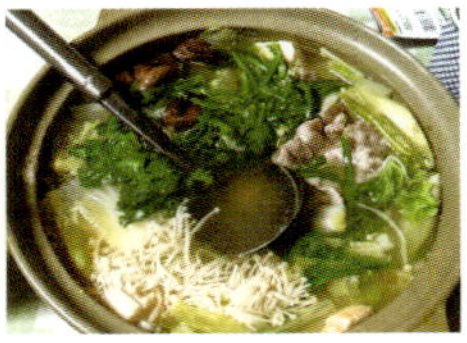

夕食の献立：水炊き鍋をたっぷり

体重 63.0kg

Dr.宗田のケトジェニックコラム

ケトン体について正しく理解しましょう！

ケトン体は夜中に仕事をして朝には消える『小人の靴屋』

ケトン体（英：Ketone bodies）とは、脂肪酸ならびにアミノ酸の代謝産物です。アセトン、アセト酢酸、3-ヒドロキシ酪酸（β-ヒドロキシ酪酸）の総称を、まとめてケトン体といい、脂肪酸の分解により肝臓で作られて、血液中に出されます。

　ケトン体は、心筋、骨格筋、腎臓など、さまざまな臓器で日常的にエネルギー源として利用されており、人体に日常的に存在していて、まったく毒性はありません。

　もともとの人類は、ケトン体をメインにしていたようですが、糖質を摂る食生活になるにつれてケトン体は、（一番大切なところの心臓や呼吸器などのエネルギーとして使われているけれども）表には出ていません。

　不思議なことにこのケトン体を作るシステムラインは、糖質がたくさんあるときにはお休みしているのです。糖質の入荷がない状態だとケトン体システムがフル稼働して、生きるための臓器もそれ以外の臓器もバックアップして、支えてくれるのです。いわば人体のセーフティネットです。ですからケトン体は、日内変動があります。私が知っている方では、昼間は1300くらいなのが、深夜の2時には4000〜5000になり、朝の5時から6時になると1300に戻るという変化が観察されました。まるでグリム童話の『小人の靴屋』のようです。靴屋の老夫婦が眠る夜、小人が出てきて靴を作り、老夫婦が起きる朝には消えている。ケトン体も困ったときには出てくるけれども困らないときはブドウ糖に任せっぱなしなのです。

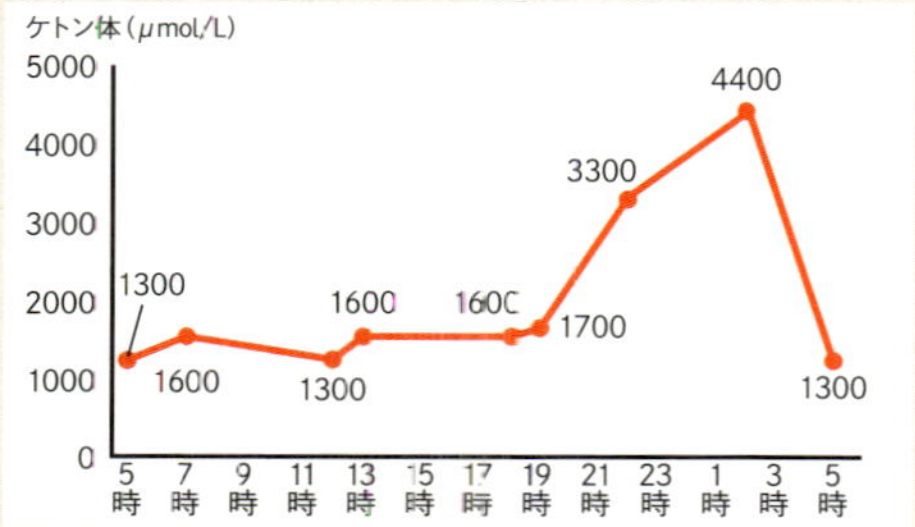

ケトン体値は午前2時にピークとなり、午前5時になると、体内の糖新生のシステムによって糖質回路が働くため下がる

ケトン体質は危険ではなく、いまや理想とされる体質

私たちは、ごく日常的に毎日24時間、「脂肪酸―ケトン体」エネルギーシステムを利用して生きています。ところが一般に、医者の誰に聞いても、ケトン体は悪いものであって、尿中にでも血液中にでもこれが出ていたら、飢餓か糖尿病の悪化かと言われてしまいます。

　ケトン体が誤解されてきた原因は、次の2つあります。

　1つ目は、「ケトン体が飢餓のときに上昇する」といわれてきたことです。たいていの医学書にはケトン体が上がるときは「飢餓」とか「飢え」ということが書いてあります。ヒトの歴史では飢餓というのは日常的なことでした。ですから空腹は慣れていたし、それに対しては抵抗力も強かったのです。

　もう1つは、「糖尿病ケトアシドーシス」という糖尿病の極期の病態が、ケトン体のせいだとされてきたことです。ケトン体の主な構成要素のヒドロキシ酪酸が酸性のためにアシドーシス（酸性血症）になるというものです。症状としては、吐き気、嘔吐、疲労感や脱力感にはじまり、眠気、意識障害。重症になると、血圧が下がり、ショック、昏睡、死に至る、とされています。ところが、このような症状は、ケトン体値が数千あっても、まったく起きてきません。「糖尿病性ケトアシドーシス」と呼ばれる状態のときには、必ず低インスリンと高血糖がおこっています。こうした状態で問題なのは、「高血糖を起こしてしまう」ことだけで、ケトン体に罪はありません。

　それどころか、糖質回路をやめてケトン体回路のみを働かせると、集中力アップや疲れ知らずの体質になり、メタボや糖尿病などの改善もできる「ケトジェニックな生き方」として、いまや注目されています。

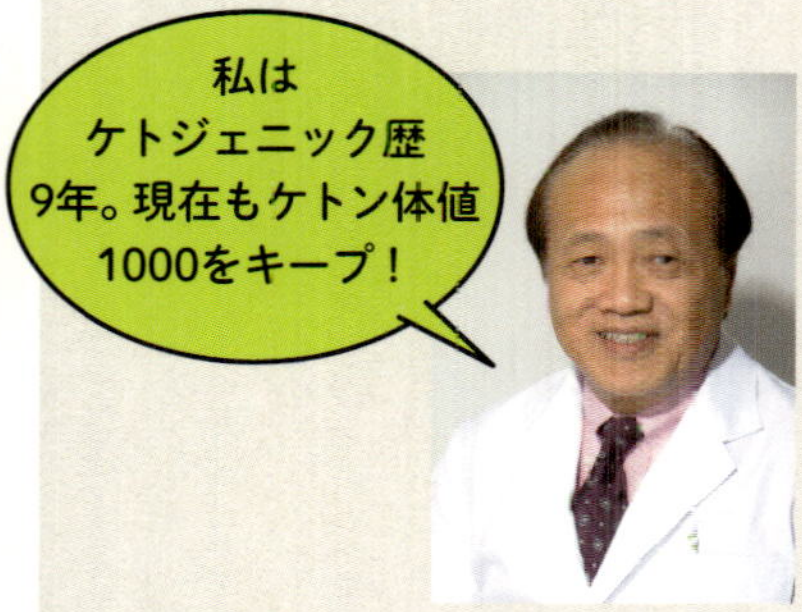

Part 2

バターコーヒーにプラスして
ケトン体ダイエットを成功させる！

Dr.宗田おすすめのベスト食材＆レシピ

バターコーヒーダイエットでは、昼食と夕食の食事バランスも大切です。
低糖質の食事法に加えて、脂質、たんぱく質をはじめビタミン、ミネラルをバランスよく摂取して、
栄養不足にならないことがダイエットを成功させる秘訣です。

- ケトン体ダイエットの食事法をマスターしましょう
- Dr.宗田おすすめの積極的に摂りたい12食材はこれ！
- 12食材を使った主食なしでも栄養バランスのいい22レシピ大公開

脂肪が燃えて効率よくやせる！

ケトン体ダイエット食事法のポイント

ケトン体がでると、脂肪が燃えやすい体になることはPart1で説明しました。糖質回路とケトン体回路はシーソーのようなバランスなので、糖質を摂りすぎるとケトン体は出なくなります。いくらバターコーヒーを飲んでも効果は期待できません。食事のタイミング、食事内容のコントロールは、きれいに効率よくやせるためには大切。ポイントを説明しましょう。

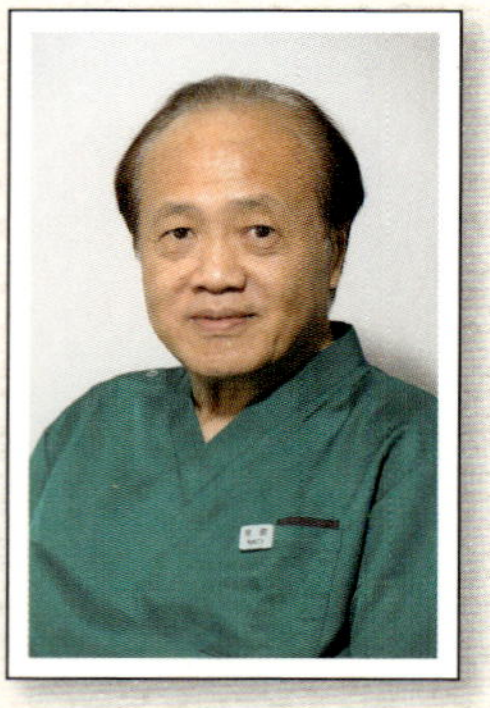

ポイント1

血糖値を上げない食事に！

食事バランスを
炭水化物2：たんぱく質4：脂肪4にする

従来の栄養学の常識では、炭水化物6:たんぱく質2:脂肪2が推奨されていますが、この栄養学の指導は、根拠がないことがわかってきています。炭水化物は糖質と食物繊維を足したもの。血糖値を上げる糖質と血糖値を上げないうえに特に悪さをしない食物繊維を合わせた食物群ですから、炭水化物でもごはん100gときのこ100gでは血糖値の出方がまるで違うのです。しかも食品成分表の表記はわかりにくいので、糖質制限できる目を養いましょう。

一日の糖質量50gを目安に。
糖質を摂るなら昼間に。健常人の場合、
1gの糖質は血糖値を1mg/dl上昇させます。

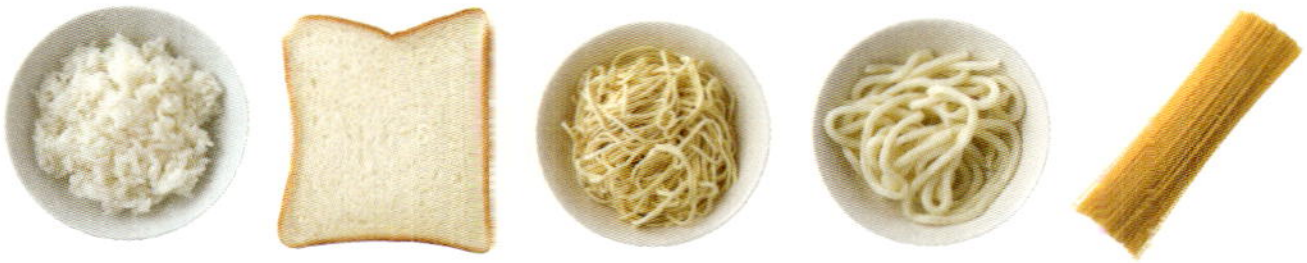

ごはん半膳（75g）糖質27.6g

食パン6枚切り1枚(60g) 糖質26.6g

中華麺（ゆで、1食分 190g）糖質53g

うどん（ゆで、1食分 300g）糖質62.4g

パスタ（乾、1食分 100g）糖質71.2g

↓

食後高血糖を引き起こします！

バターコーヒー＋食事の中心を
肉、卵、チーズにする。

一日の目安量

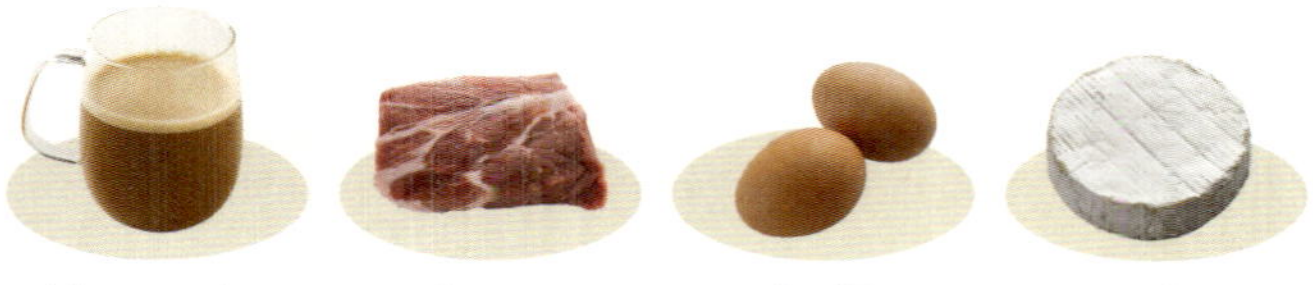

バターコーヒー1杯

肉200g

卵3個

チーズ120g

↓

食後高血糖は生じません！

これがベースの量になりますが、食べられる人はこれ以上食べてもOK。

ポイント2

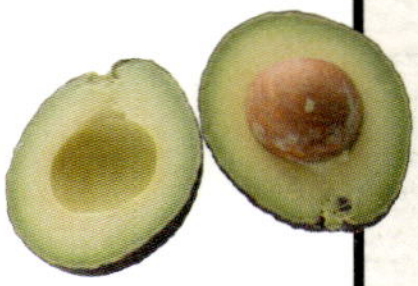

栄養バランスのよい食材を常備する

糖質制限するのでその分、昼食や夕食の栄養バランスにも気をつけて、たんぱく質や脂質、ビタミン、ミネラルが豊富な食材を積極的に取り入れましょう。またカンタンにできる作りおきやおかずをマスターすれば、自然と糖質制限できてケトン体質を維持できるようになります。同時に筋肉を減らさない効果も期待できます（ダイエット中は、基礎代謝が落ちてしまうとやせにくくなるので筋力を減らしてはいけません）。おすすめ食材はp.36以降で紹介しています。

Dr.宗田おすすめの食材

卵、チーズ、肉、魚介、大豆製品、アボカド、くるみ、ココナッツミルク＆ココナッツバター、生クリーム、葉物野菜、きのこ類、藻類

p.42以降で左記の食材を使ったおすすめの作りおきやおかずのレシピを紹介しています。

ポイント3

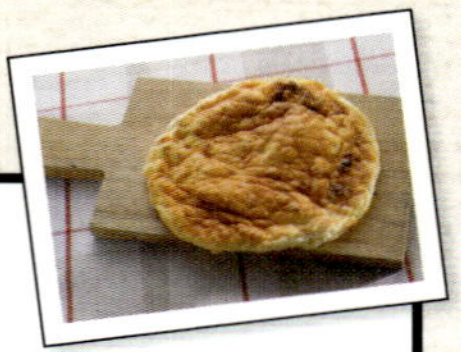

主食をクラウドブレッドにする

バターコーヒーダイエットでは、一日の糖質量を50gに抑えるので、主食のごはんやパン、麺類を控えなくてはなりません。そこで、卵とチーズだけで作る低糖質のパン「クラウドブレッド」を主食代わりに活用しましょう。サンドイッチのように好きな食材をはさんで食べることもできて、満腹感も得られます。p.41では魚焼きグリルでカンタンに作れるクラウドブレッドの作り方も紹介しています。

ポイント4

ケトンフレンドリーな食材を選ぶようにする

ケトン体ダイエット成功の秘訣は、口に入れる食材のコントロールにつきます。糖質の多い食材を避けて、ケトンフレンドリー（ケトン体質を邪魔しない）な食材を選ぶようにしましょう。

●ケトンフレンドリーな食材

粉類選ぶなら	大豆粉 / おからパウダー / ココナッツパウダー / アーモンドパウダー	
果実選ぶなら	アボカド / ブルーベリー	などベリー系。
乳製品選ぶなら	生クリーム / バター / チーズ / アーモンドミルク	牛乳、ヨーグルト、低脂肪牛乳は炭水化物の量をチェックして。
ごはん選ぶなら	こんにゃく米 / 大豆米	
パン選ぶなら	クラウドブレッド（p.41参照） / 低糖質パン	
麺選ぶなら	糖質０麺	
間食選ぶなら	ナッツ類 / チーズ / ビーフジャーキー	
お酒選ぶなら	ウイスキー / 焼酎 / ウォッカなどの蒸留酒 / 赤ワイン	日本酒、ビールなどの醸造酒は避ける。
調味料選ぶなら	ラカントS（人工甘味料） / しょうゆ / みそ / 酢 / 塩 / 香辛料 / マヨネーズ	料理酒、みりん、ソース、ケチャップ、甘みそ、ハチミツは避ける。
スープ選ぶなら	ボーンブロス（p.54参照）	

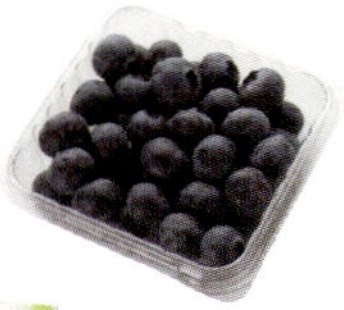

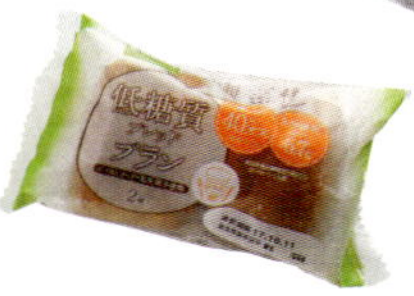

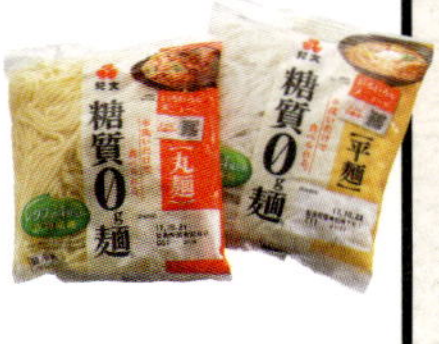

Dr.宗田 おすすめの食材

ケトン体質を維持するための、特におすすめの食材とその健康効果について説明します。
これらの食材は、栄養バランスもいいので朝のバターコーヒー以外の
昼食、夕食に積極的に取り入れてください。

積極的に摂りたい食材❶

卵

コレステロールの心配はなし！一日3個以上を目標に食べてOK

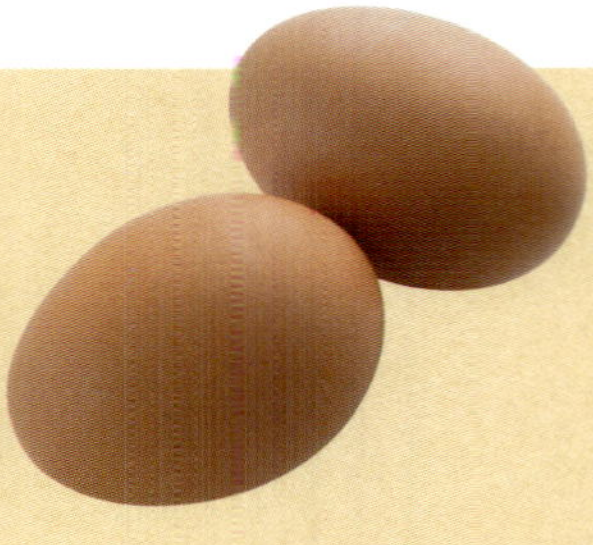

卵から水分を除くと脂肪45％、たんぱく質55％になります。脂肪燃焼に有効な必須アミノ酸も豊富で糖質はほぼゼロ。ビタミンCと食物繊維以外のビタミンA、B群、D、E、ミネラルなどの栄養素をすべて含むので準完全栄養食品と言えます。卵1個に200ミリグラムのコレステロールが含まれ「一日1個まで」という指導を長い間受けてきましたが、厚労省も、「食事で体内のコレステロール値は大きく変わらない」とする声明を発表し、コレステロールの摂取基準を2015年についに撤廃しました。血中コレステロールの7～8割は体内で作られ、食事の影響は少ないことがわかったのです。むしろ、食事からこれらを多く摂れば、体内で作る量が減らされます。

積極的に摂りたい食材❷

チーズ

料理にもおつまみにも手軽に使える準完全栄養食品。筋肉増強にも◎

チーズもビタミンCと食物繊維以外のすべての栄養素が備わった準完全栄養食品です。牛ややぎの乳成分が約10倍に凝縮して含まれます。チーズの乳脂肪は、「酪酸」をはじめとした短鎖脂肪酸や中鎖脂肪酸で、エネルギーにされやすく、かつ体内に蓄積されにくいという特徴があります。同様に脂肪燃焼効果のあるビタミンB_2や美肌効果の高いビタミンA、体内に吸収されやすいリン、鉄、ナトリウム、カリウムなどのカルシウムがバランスよく含まれています。また、「カゼイン」という良質なたんぱく質が豊富で、筋肉を増やすのにも最適食材です。一日120gを目安に。ベビーチーズなら8～10個、6Pチーズなら1箱です。低糖質を選ぶならカマンベールチーズを。

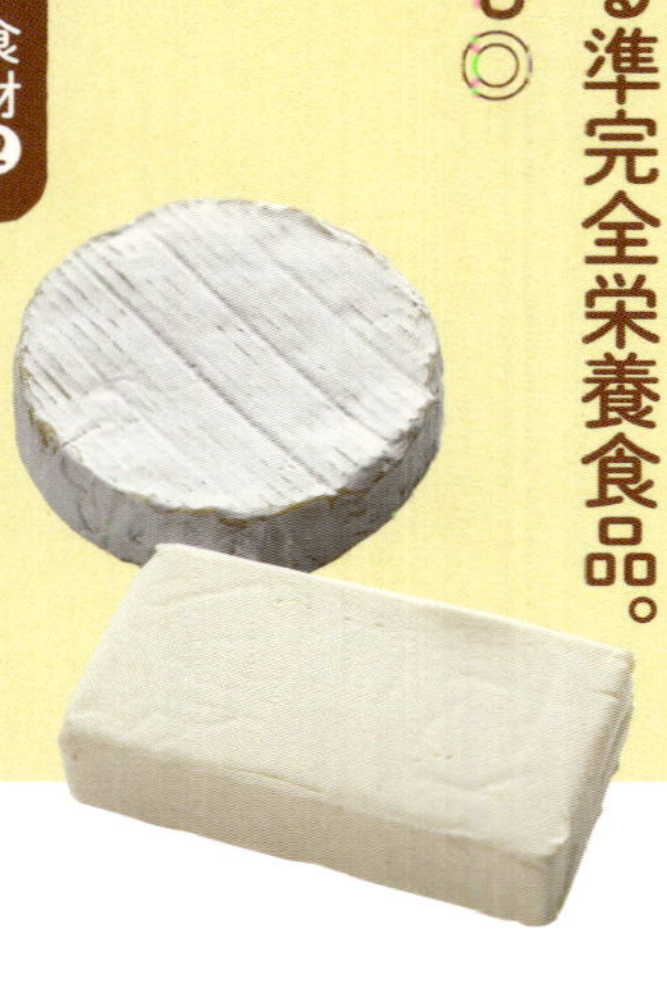

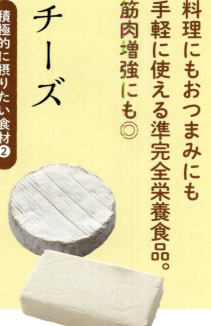

積極的に摂りたい食材③

肉

調理法を選べば、どの部位を選んでもOK。満足感も得られる

肉は基本的にどの部位も糖質量が低く、体を作る重要なたんぱく源になります。豚、鶏、牛、ラム、馬肉などの好みの部位を選んでOK。一日200gを目安に。豚バラ肉なら約9枚程度です。肉類には「アラキドン酸」という脂肪酸が豊富に含まれ、体内で一部が「アナンダマイド」という神経伝達物質に変わることがわかっており、これが脳に快楽感を与えます。肉の部位によりアラキドン酸の量は違い、豚肉なら脂身に、牛肉なら赤身肉に多く含まれています。チーズとちがい、そのまま食べられるものが少ないので、調理法には気をつけましょう。小麦粉やパン粉をたっぷりまぶす揚げ物、たれ、みりん、ソースなどを使った食べ方は避けて。塩、こしょうで味付けする、蒸す、ゆでる、グリルなどの調理法を心がけて。ベーコンなど加工品も糖質量は少なめですが吟味して。

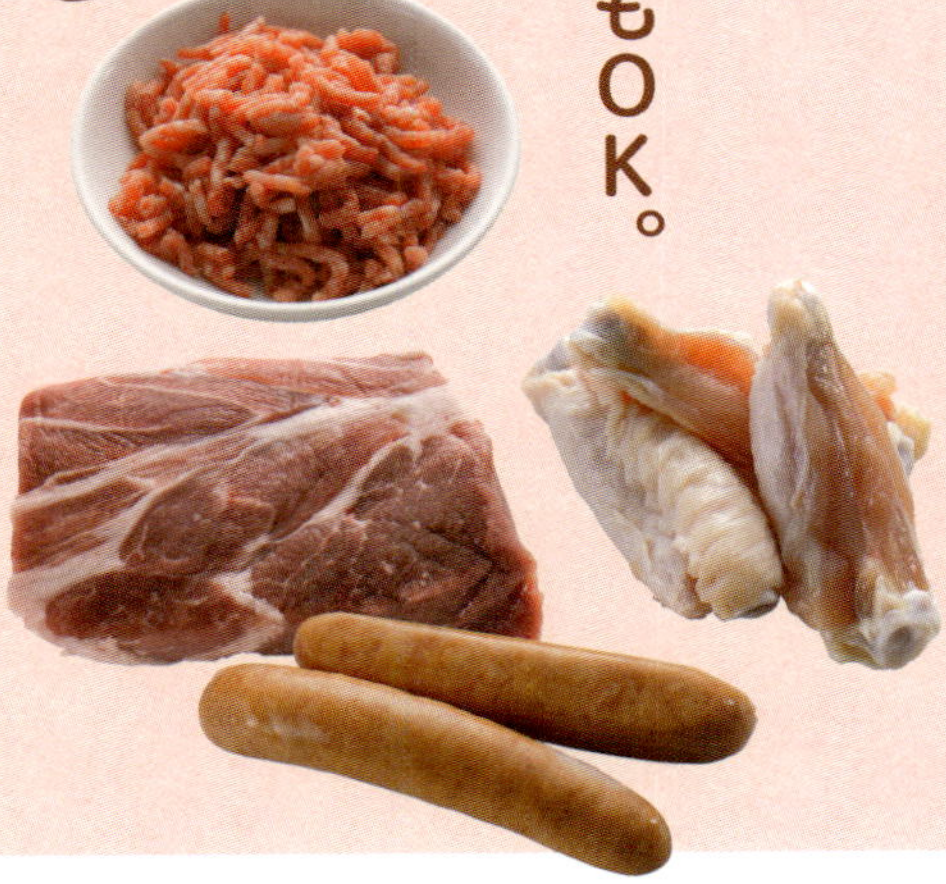

積極的に摂りたい食材④

魚介

低糖質でEPA・DHA豊富な魚を選んで。中性脂肪減にも

魚介も肉と同様に1:1くらいの割合で食べてほしい食材です。えび、いか、たこ、貝類も含めて低糖質食材といえます。青魚などに豊富なEPA・DHAなどのオメガ3系脂肪酸は、細胞が正しく機能するためには不可欠な脂肪酸で中性脂肪低減効果も。魚油に含まれるEPAは、血管壁の細胞に入ると、血栓予防、抗炎症作用、血圧を下げたり、動脈硬化でできたプラークを壊れにくい安全な状態にする働きもあります。体内で合成することができないため、食べ物などから摂取が必要です。選ぶならマグロのトロ、鰯、ブリ、サンマなどの青魚や鮭などを。これらの魚の食べ方は刺身や焼き魚がおすすめ。MCTオイルをかけても◎。また、煮付けは料理酒を焼酎に代えるなど調味料を吟味して。缶詰は味つきのものは避けて水煮、油漬けのものを。ちくわ、はんぺんなどの練り製品は糖質が高めなので避けましょう。

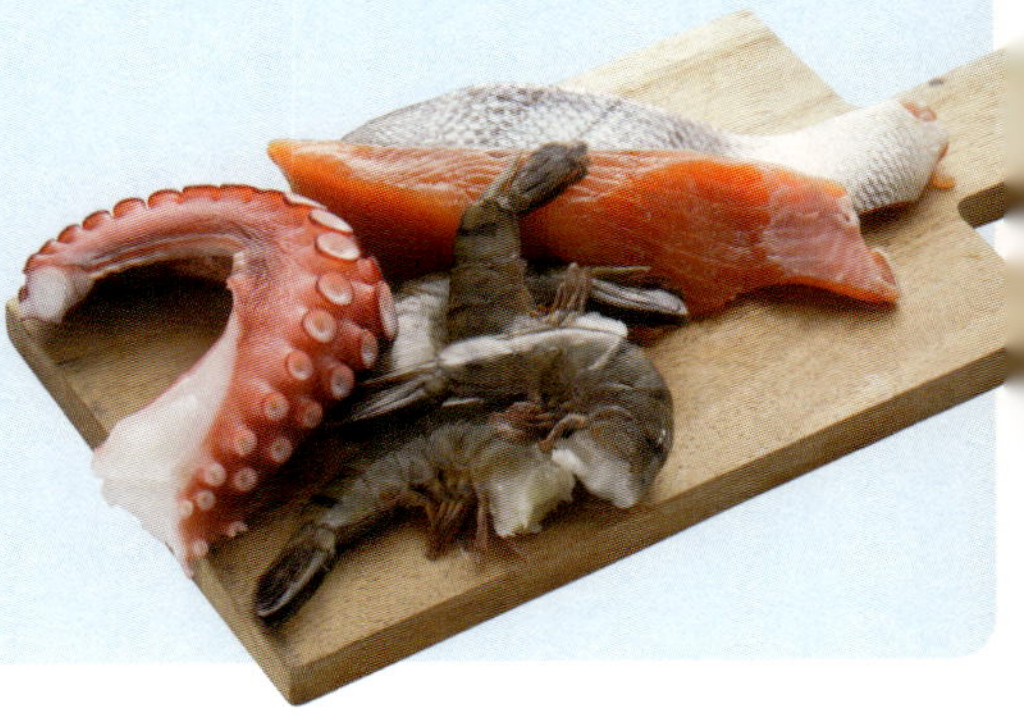

積極的に摂りたい食材5

大豆製品

低糖質、高たんぱくの優秀食材。様々な食べ方を取り入れて

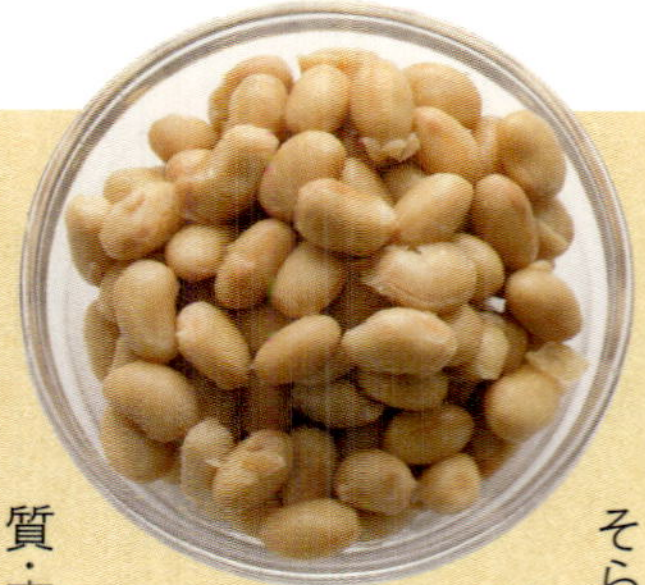

植物性のたんぱく源として重要なのが大豆。豆の中でも低糖質食材の筆頭です。枝豆のほか豆乳、豆腐、油揚げ、納豆、湯葉、おから、大豆粉などの大豆製品として楽しめます。レンズ豆、あずき、えんどう豆、いんげん豆、そら豆などほかの豆類は、糖質が40～50％、たんぱく質20～25％程度であるのに対して、大豆は糖質11％、たんぱく質35％と低糖質・高たんぱくが特徴です。大豆粉は小麦粉、パン粉の代わりに使えば、低糖質料理の幅が広がります。

積極的に摂りたい食材6

アボカド

1品プラスするだけで高栄養。ケトン体質維持にも

積極的に食べたい果実の代表格がアボカド。「森のバター」とも言われ、脂質を多く含みますが、オレイン酸やリノール酸などの不飽和脂肪酸であり、これは血中脂質の改善などに効果が期待できる良質の脂肪です。また、たんぱく質や食物繊維、ビタミン類などをバランスよく含んでいるため、ダイエット中の食事前や前菜として食べると満足感も得られます。ケトン体質維持をサポートする効果もあり、バターコーヒーとの相性も抜群。一日1個を食べるといいでしょう。

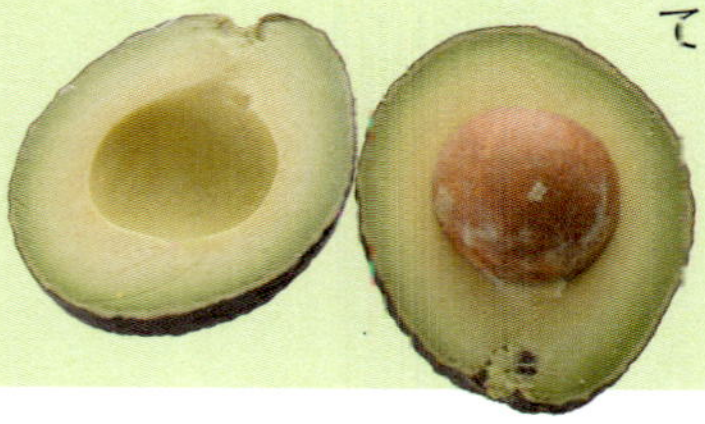

積極的に摂りたい食材7

くるみ

ナッツ類の中でもダントツのスーパー食材

糖質制限のおやつにナッツ類はおすすめですが、そのなかでも糖質が一番低く、オメガ3も一番多く含み、抗酸化作用が高いのがくるみです。くるみの主成分の70％は脂質で、不飽和脂肪酸のオメガ6とオメガ3（α―リレイン酸）が4対1と理想のバランスで含まれています。α―リレイン酸は体内でDHAやEPAに変換され、代謝にも大切。また、ひとつかみのくるみのポリフェノールの量は赤ワイン1杯以上とも。一日7～9粒を食べるといいでしょう。

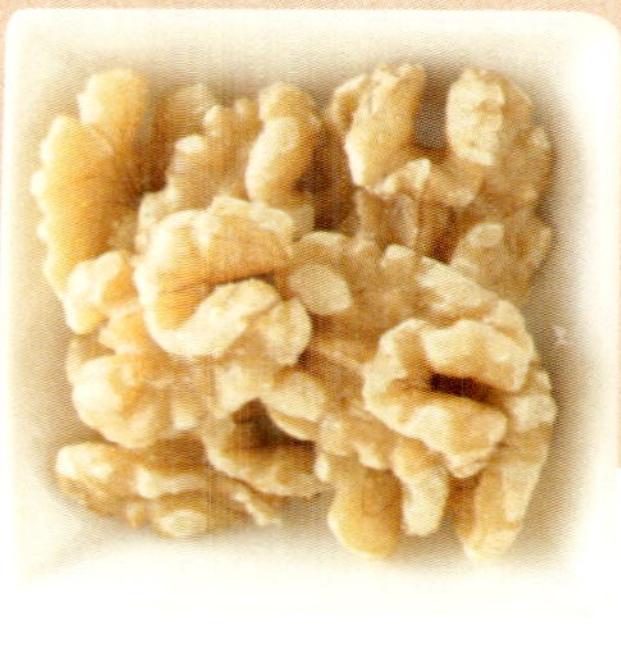

積極的に摂りたい食材❽

ココナッツミルク(クリーム)&ココナッツバター

中鎖脂肪酸のほか食物繊維やビタミン、ミネラルも豊富

ココナッツミルク(より水分の少ないものがココナッツクリーム)やココナッツバターは、ココナッツの殻の内側の固形胚乳(白い部分)を使って作られますが、ココナッツバターは果肉ごとすりつぶしたもの。圧搾、抽出して取れた液体がココナッツミルクです。また、低温圧搾のココナッツオイルはココナッツの油脂分のみを抽出したものですが、ココナッツミルクやバターからは食物繊維、ビタミン、ミネラルなど果肉の栄養価も摂取できます。どちらもエネルギーになりやすい中鎖脂肪酸を含みます。ココナッツミルクは料理に、ココナッツバターはスプレッドとして、またほんのり甘みがあるので冷蔵庫で冷やし固めればホワイトチョコレートのようにして楽しめます。

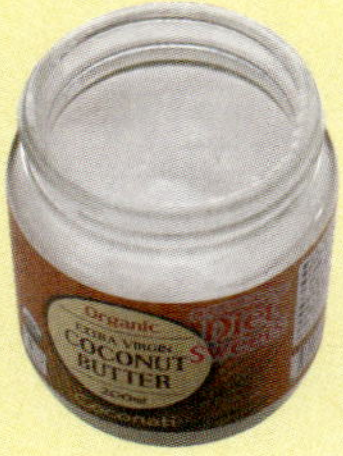

※ココナッツバター

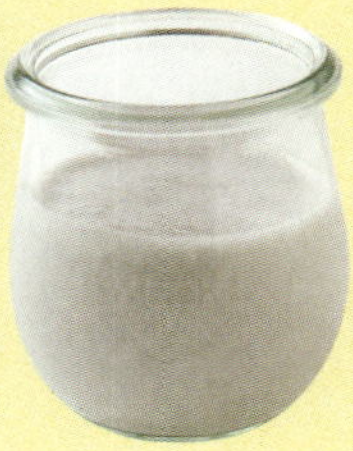

ココナッツミルク

積極的に摂りたい食材❾

生クリーム

低血糖改善、ケトン体質維持には砂糖抜きの生クリームで

たんぱく源は補給しやすいのですが、糖質制限してケトン体質に移行するときなどの低血糖改善や、その後のケトン体質を維持するためには、脂質の摂取も大切です。生クリームには低血糖症状を改善する働きがあります。私のクリニックではつわりの女性に、低糖質の生クリーム(砂糖なし)をそのまま50㎖飲むよう指導しています。つわりも低栄養が原因で悪化するからです。そうするとつわりの症状が改善します。生クリームは乳脂肪のものを選んでください。植物性脂肪のものにはトランス脂肪酸などが含まれている場合もあります。バターコーヒー、バターココアやバター抹茶に生クリームをプラスしたり、料理の調味料として利用しましょう。お菓子の生クリームは糖分が入っているので、避けてください。

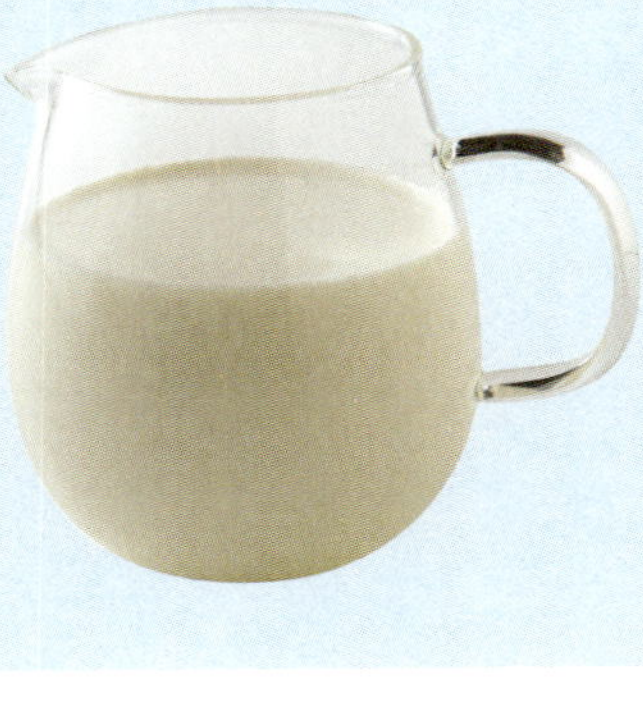

※Coconati ココナッツバター 1,512円(税込)(0120-441-831 http://pureshop.jp/superfood/104.html)

積極的に摂りたい食材⑩

葉物野菜

肉や魚と一緒に食べて消化、筋力、排便を助ける

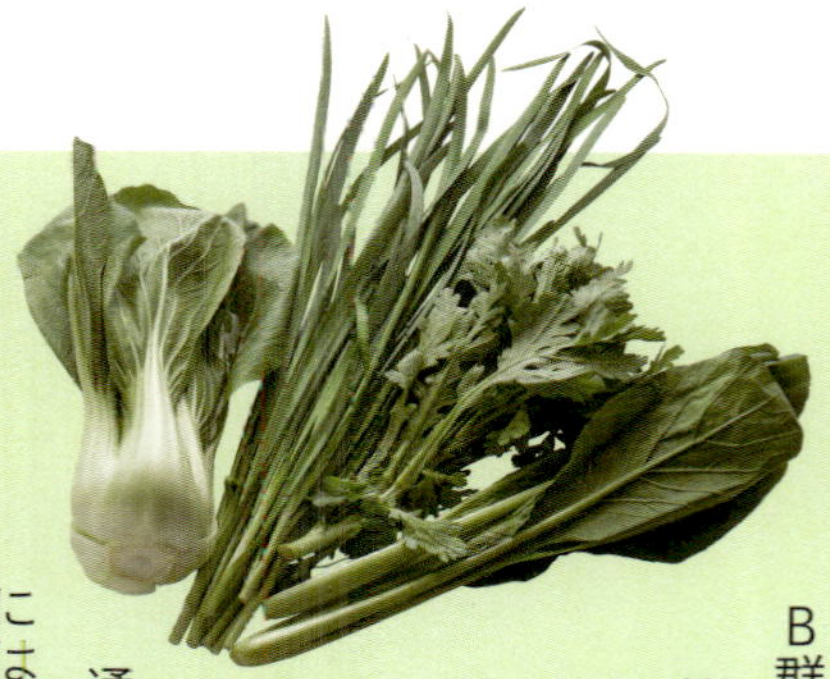

ケトン体をアップする食事では、糖質の少ない葉物野菜を摂りましょう（p.22参照）。メインになる肉や魚のたんぱく質の消化を促進するビタミンB群や、たんぱく質を筋肉に合成するときに必要なビタミンCを補えます。葉物野菜は不溶性食物繊維が多いものが多く、お通じをよくするためには水溶性食物繊維の海藻などと一緒に不溶性2：水溶性1のバランスで摂りましょう。

積極的に摂りたい食材⑪

きのこ類

キノコキトサンには脂肪を排出する働きも

水や脂肪に溶けにくい不溶性食物繊維を含むきのこには、カルシウムの吸収効率を高めるビタミンDが含まれていたり、きのこ自体に含まれるうま味成分が料理の味をおいしくしたりと葉物野菜や根菜類にはない、きのこ自体の強みがあります。また、きのこには「キノコキトサン」が含まれ、体の脂肪を包み込み身体の外へ排出する作用があるので、ダイエット時にもおすすめ。キノコキトサンはえのきだけに多く含まれます。

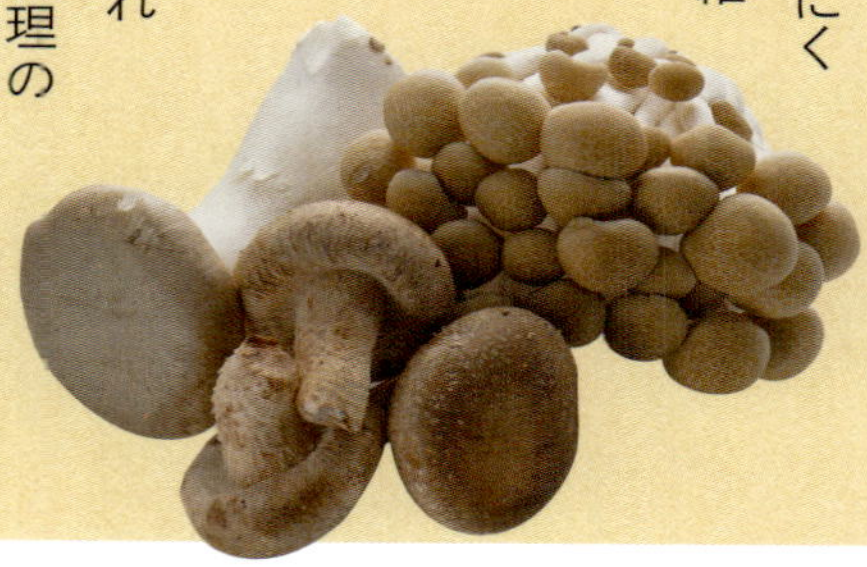

積極的に摂りたい食材⑫

藻類

肉や魚介と一緒に食べて消化を助ける

海藻は、野菜やきのこと異なり、水に溶けやすい水溶性食物繊維が多く含まれる、低糖質食材です。糖を吸着し、吸収を抑制してくれるため、血糖値の急激な上昇が抑えられ、血糖値を下げる効果が期待できます。腸内環境を整え、便通を促す作用も。鉄分補給にもなります。ビタミンCやたんぱく質との組み合わせで吸収率が高まります。調理の際は、煮付けの場合などは糖分控えめの調理法を心がけて。酢の物、ドレッシングなどシンプルな味付けで摂取しましょう。

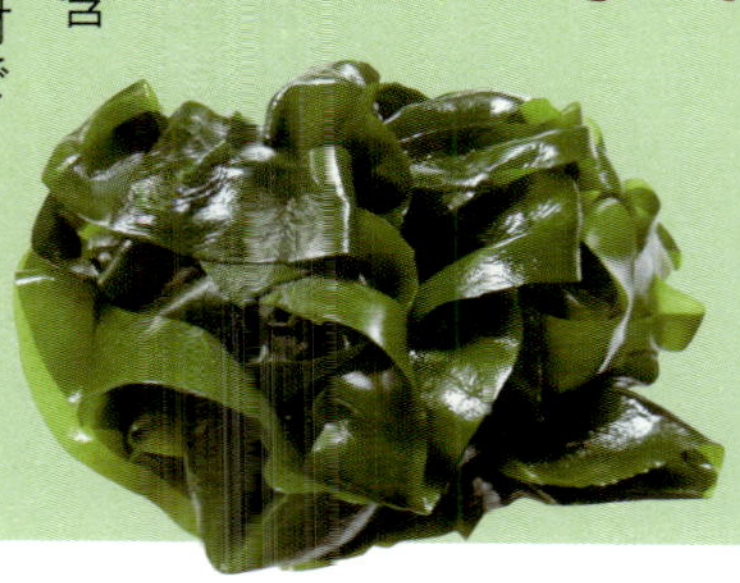

クラウドブレッドは
「雲のようなパン」という意味。
魚焼きグリル専用の
「グリルピザプレート」で焼けば、
直径約18cmのピザサイズの
パンが焼けます。

低糖質だから罪悪感なし！ 主食代わりになるお助けパン

クラウドブレッド

SNSなど欧米のダイエッターの間で話題の「クラウドブレッド」。
外はサクッ、中はしっとりした食感で、いろいろな食べ方が楽しめます。
小麦粉を一切使わず、発酵もいりません。
卵、クリームチーズ、ベーキングパウダーの3つの材料で
カンタンに作れる低糖質の作りおきパンです。
魚焼きグリルを使えばグンと時短に。
高たんぱく、高脂質の主食の代わりの
食材として大活躍します。

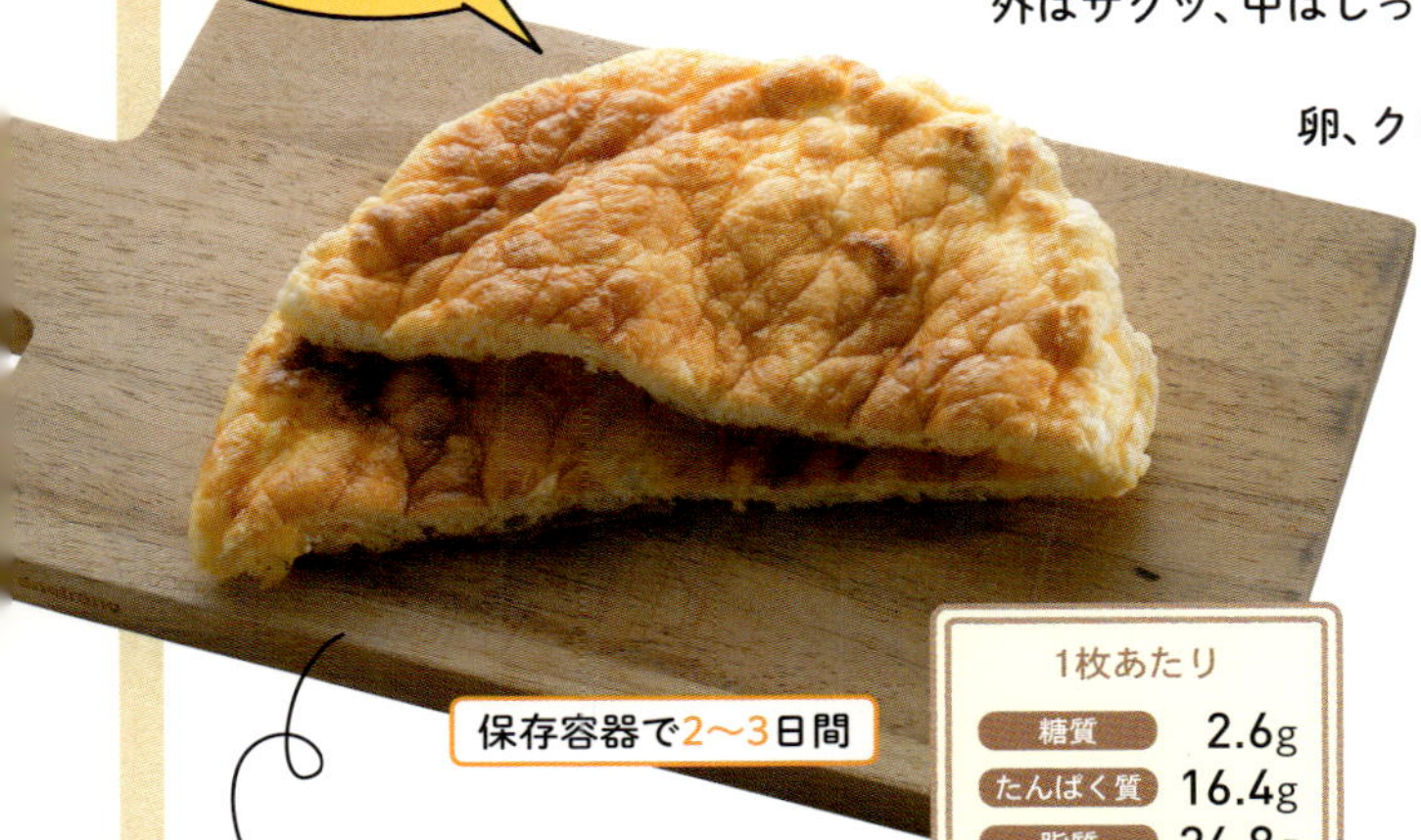

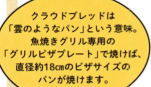

保存容器で2〜3日間

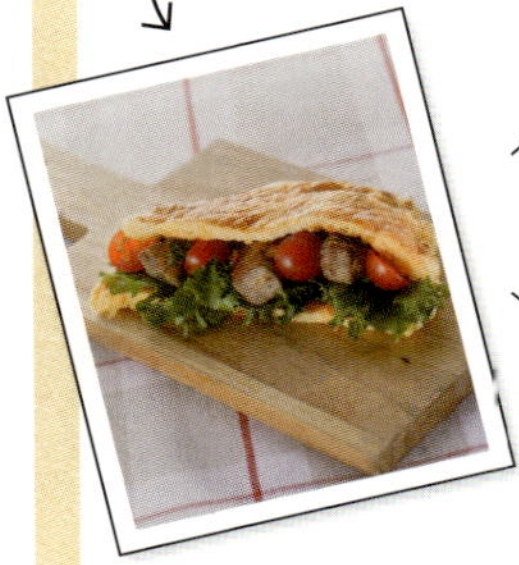

冷めてもおいしく
サンドイッチにも
ぴったり！

1枚あたり	
糖質	2.6g
たんぱく質	16.4g
脂質	26.8g
エネルギー	329kcal

使用したのは「グリルピザプレート」

魚焼きグリル内に収まる小型の鉄製プレート。オーブン料理が最高温度250°Cなのに比べて、魚焼きグリルの庫内は最高温度が片面焼きで330°C、両面焼きでは400°Cとピザ窯並み。だから時間のかかるオーブン料理も大幅に時短できます。

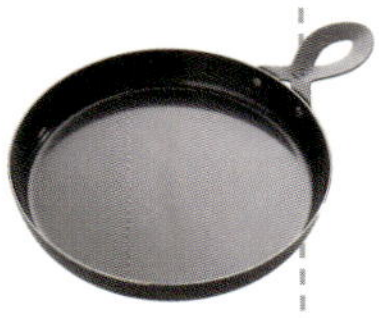

グリルピザプレート／オークス株式会社

材料（1枚分）

- 卵…2個
- クリームチーズ…50g
- ベーキングパウダー…小さじ1
- バター…適量

作り方

下準備：卵は卵白、卵黄に分ける。クリームチーズは室温に戻してやわらかくする。

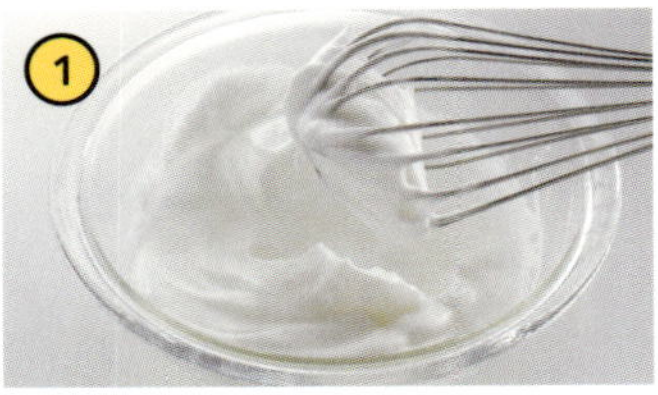

1 卵白はボウルに入れてベーキングパウダーを加え、しっかり角が立つまで泡立てる。

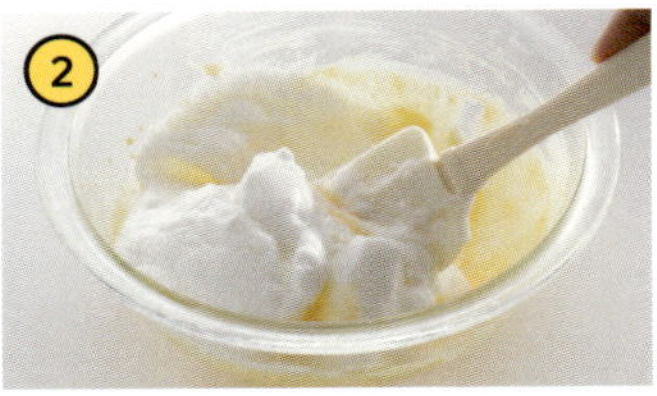

2 別のボウルにクリームチーズ、卵黄を入れてよく混ぜ、①を加えてさっくり混ぜる。

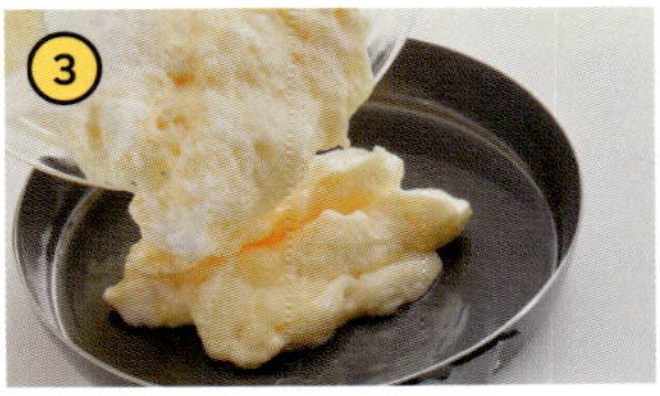

3 グリルピザプレートにバターを塗り、②を流し入れてガスの弱めの中火で焼き色がつくまで40秒ぐらい焼く。

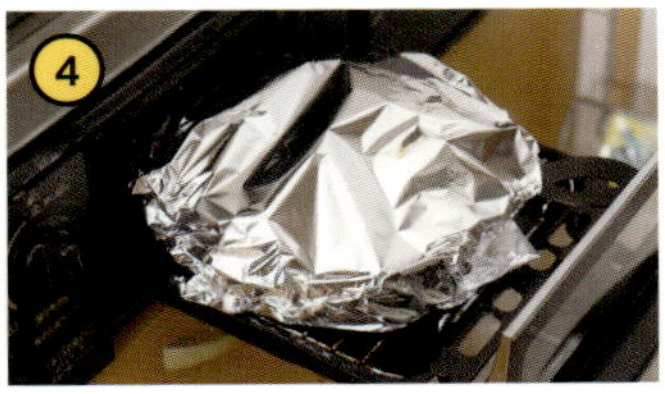

4 アルミホイルをかぶせて魚焼きグリルに入れ、弱火で1分30秒〜2分焼く。

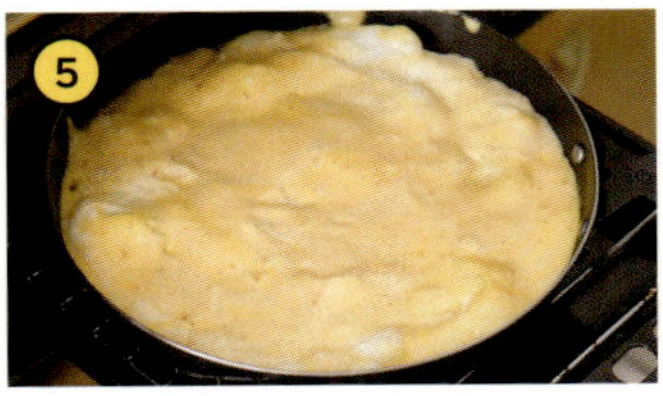

5 さらに、アルミホイルをはずして好みの焼き色がつくまで焼く。

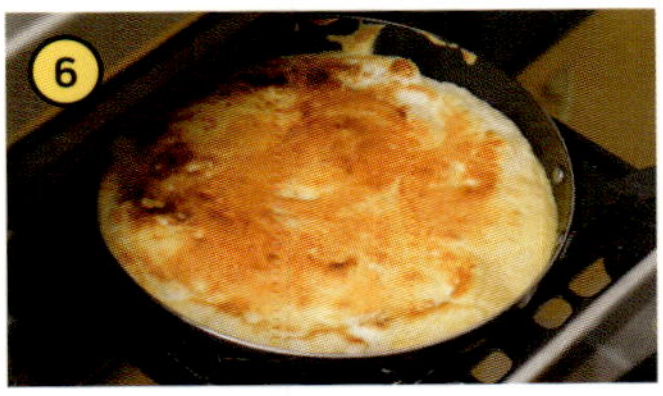

6 できあがり。魚焼きグリルからプレートごと取り出し、粗熱をとる。

※上記は片面焼きグリルを使用した場合の焼き時間です。両面焼きグリルの場合は、焼き時間が若干短くなりますので様子をみながら加減してください。

Dr.宗田 おすすめのレシピ

p.36〜40で紹介した12食材を使ったレシピを紹介します。お弁当などにも活用できる作りおきや、1品で栄養価のあるボリュミーなおかずなども満載です。保存期間の掲載のないものは、その日のうちに早めに食べきってください。

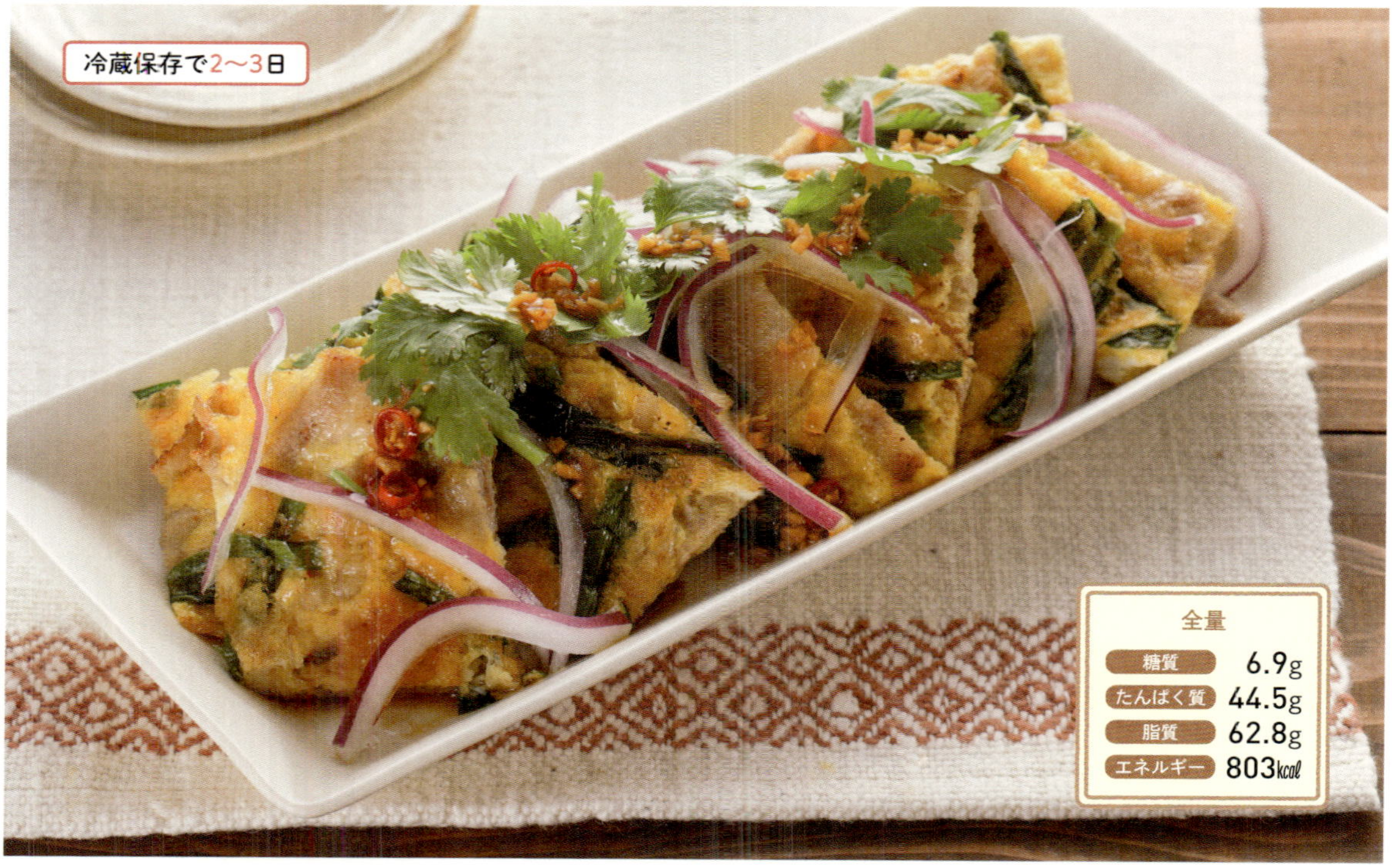
冷蔵保存で2〜3日
全量
糖質 6.9g
たんぱく質 44.5g
脂質 62.8g
エネルギー 803kcal

豚肉とにらのチヂミ風卵焼き

卵で作るグルテンフリー&糖質オフのチヂミ。ビタミンB群もたっぷりで食べ応えも十分!

材料(2人分)

- 卵…3個
- 豚肉しゃぶしゃぶ用…120g
- にら…¼束 →ざく切り
- 紫玉ねぎ…⅛個→薄切り
- パクチー…小1株→ざく切り
- 塩…ひとつまみ
- A
  - MCTオイル…大さじ1
  - しょうゆ…大さじ1
  - しょうが、にんにくのみじん切り…各1片分
  - 赤唐辛子(輪切り)…ふたつまみ
  - →すべての材料を混ぜ合わせる
- ごま油…大さじ1

作り方

1. 豚肉に塩をふり、ごま油の半量を熱したフライパンで炒め、火を通す。
2. ボウルに卵を溶きほぐし、1を混ぜ、きれいにしたフライパンにごま油の残りを熱して流し入れ、両面こんがりするまで中火で焼く。
3. 粗熱をとって切り分け、器に盛って紫玉ねぎ、パクチーをのせ、Aをかける。

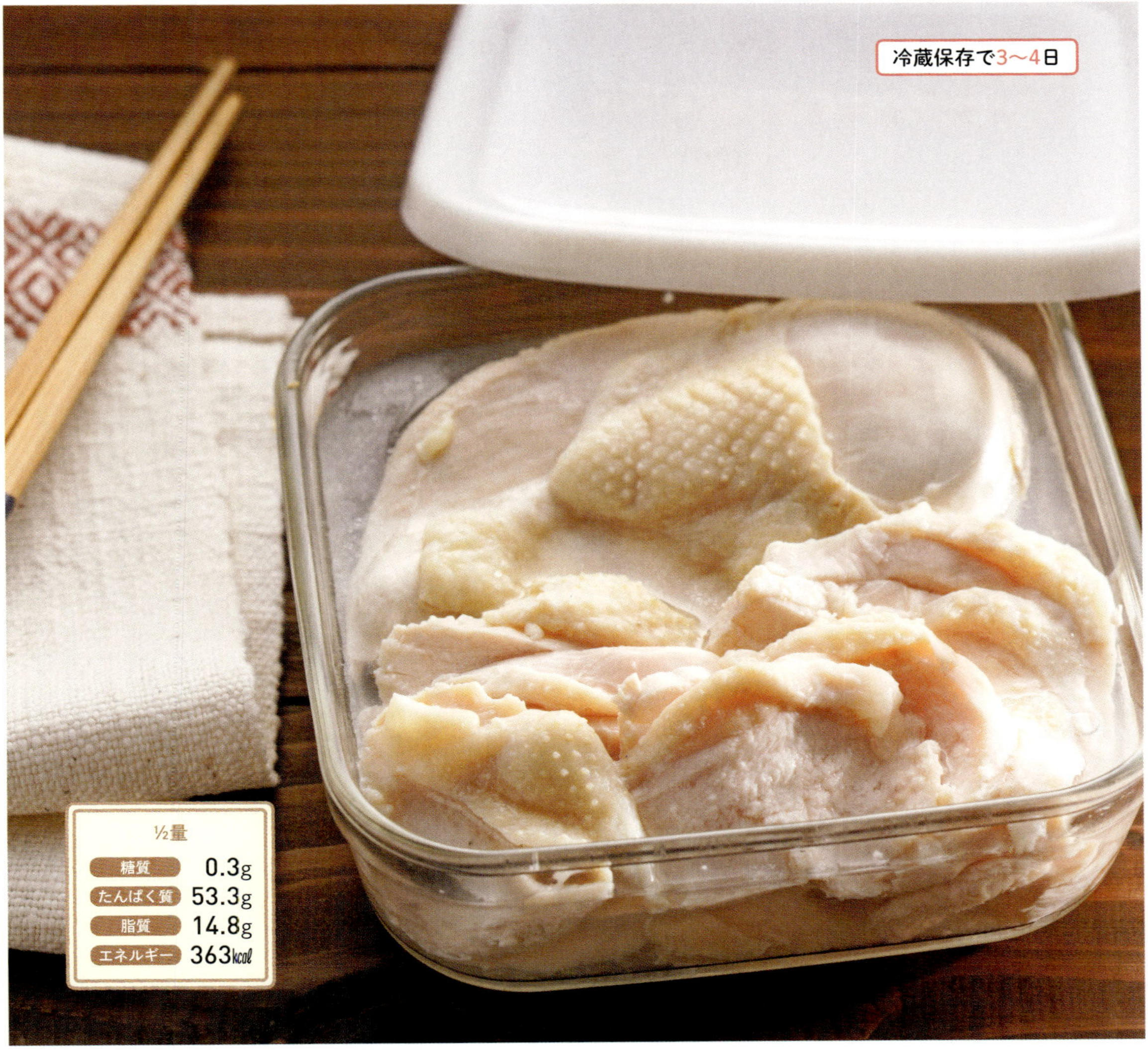
冷蔵保存で3～4日
½量
糖質 0.3g
たんぱく質 53.3g
脂質 14.8g
エネルギー 363kcal

手作りサラダチキン

作りおきしておけば、トッピング、スライス……と万能。スープも使い回しがききます

材料（作りやすい分量）

- 鶏むね肉…2枚（500g）
- 塩…鶏の重量の2％（10g）

作り方

1. 鶏肉はまんべんなく塩をすり込む。
2. 厚手の鍋に鶏がすっかりかぶるくらいの湯を沸かし、1を入れてふたをし、火を止める。そのまま完全に冷めるまでおく。

※火が中心まで通っていない場合は、加熱してから食べてください。

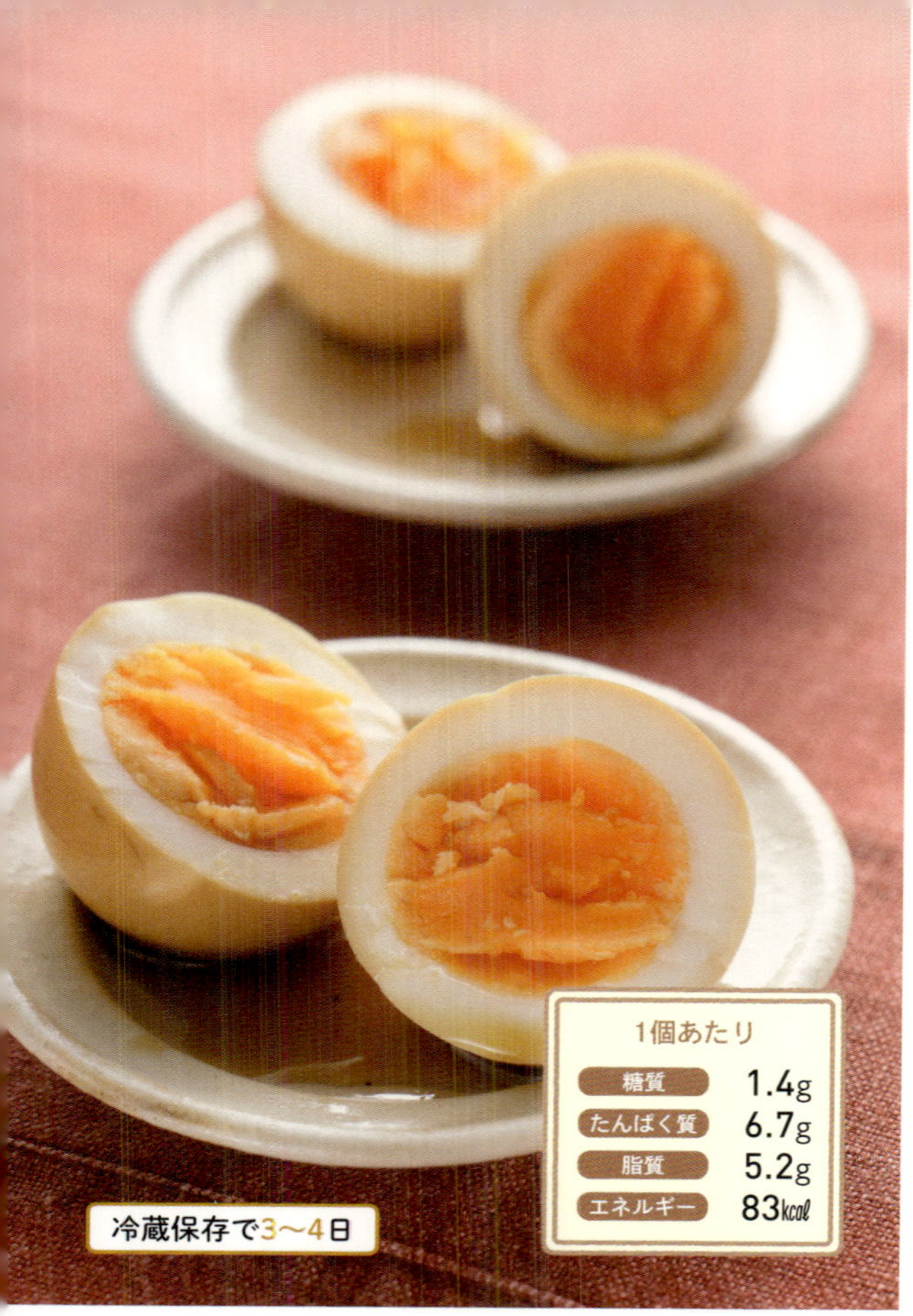
1個あたり
糖質 1.4g
たんぱく質 6.7g
脂質 5.2g
エネルギー 83kcal
冷蔵保存で3〜4日

ぽん酢味玉

卵は積極的に食べたい準完全栄養食材。
糖質が低いぽん酢しょうゆに漬け込むだけ！

材料（6個分）

- 卵…6個
- ぽん酢しょうゆ…150mℓ

作り方

1. 卵は好みの加減にゆで、殻をむく。
2. ジッパーつき保存袋に1、ぽん酢しょうゆを入れて（a）空気を抜き、密閉する。冷蔵庫で半日以上漬ける。

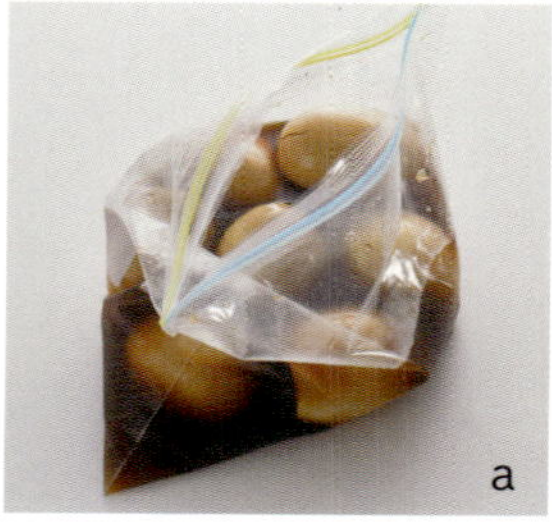
a

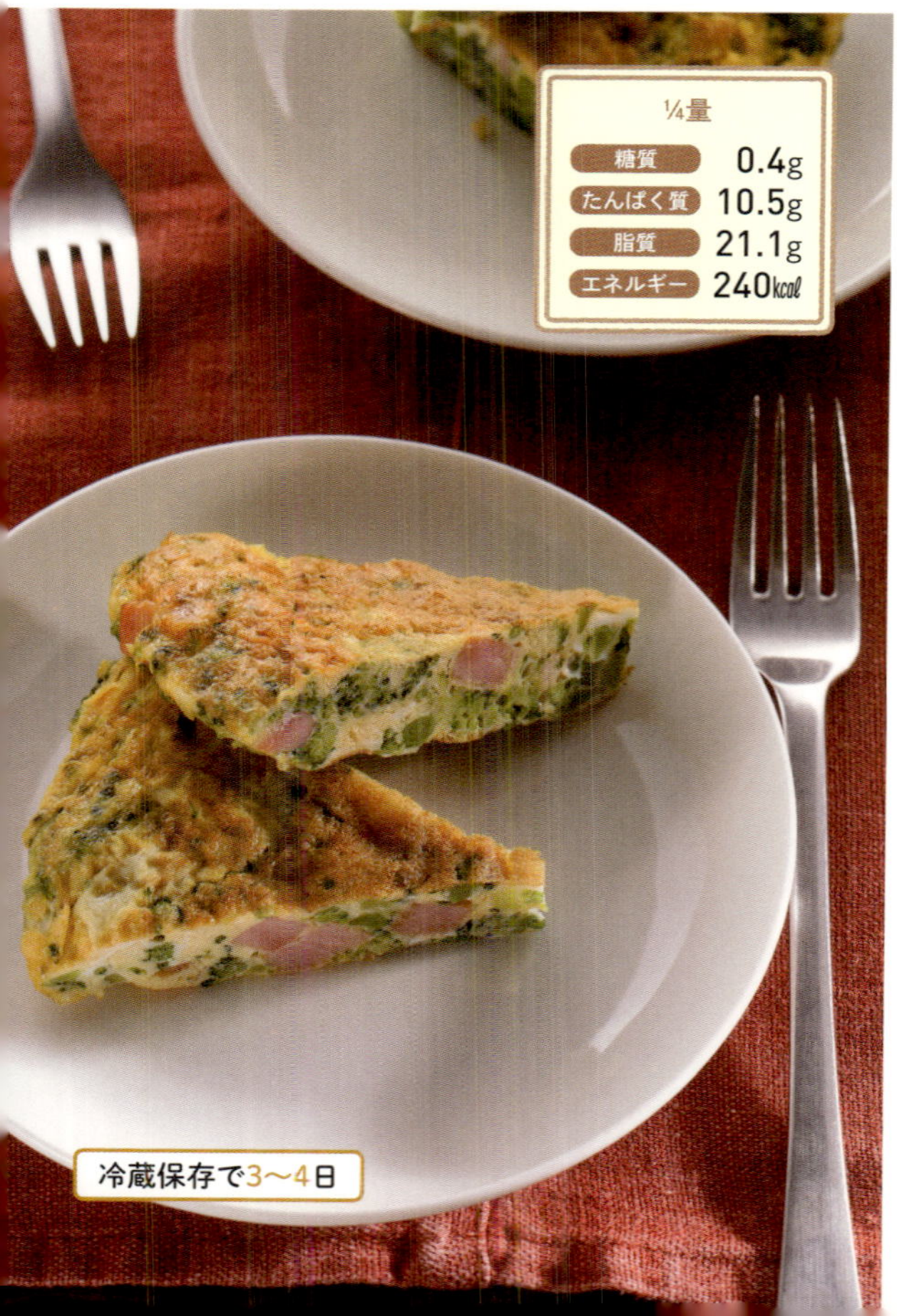
¼量
糖質 0.4g
たんぱく質 10.5g
脂質 21.1g
エネルギー 240kcal
冷蔵保存で3〜4日

ブロッコリーとベーコンのフリッタータ

抗酸化力の高いブロッコリー、ビタミンB
豊富なベーコンをたっぷり焼き込んで

材料（作りやすい分量）

- とき卵…4個分
- ブロッコリー…100g →あらみじんに切る
- ベーコン（ブロック）…100g →7〜8mm角に刻む
- オリーブ油…大さじ2
- 塩…多めのふたつまみ　・こしょう…少々

作り方

1. ブロッコリー、ベーコンは、オリーブ油の半量を熱したフライパンに入れ、弱めの中火でじっくり炒める。
2. 残りのオリーブ油を加えて熱し、とき卵、塩、こしょうを混ぜて流し入れ、強火にして半熟状に炒め、弱火にしてふたをする。3分ほど焼いてこんがりしたらひっくり返し、さらに1〜2分焼く。
3. 取り出して粗熱をとり、食べやすく切る。

チーズシュリンプ

トロッと焼けたカマンベールをシュリンプにからめていただく絶品おつまみ

材料（2人分）

- カマンベールチーズ…1個
- むきえび…100g
- オリーブ油…大さじ1
- イタリアンパセリ…2枝→ざく切り
- 塩…少々
- 粗びき黒こしょう…適量

作り方

1. えびは背わたがあれば取り、熱してオリーブ油の半量をひいたフライパンで炒めて火を通し、塩をふる。
2. カマンベールは放射状に6等分に切り、1と耐熱皿にのせ、オーブントースターで焼く。
3. チーズがとろりと焼けたら取り出し、イタリアンパセリをのせ、残りのオリーブ油をかけ、粗びき黒こしょうをふる。

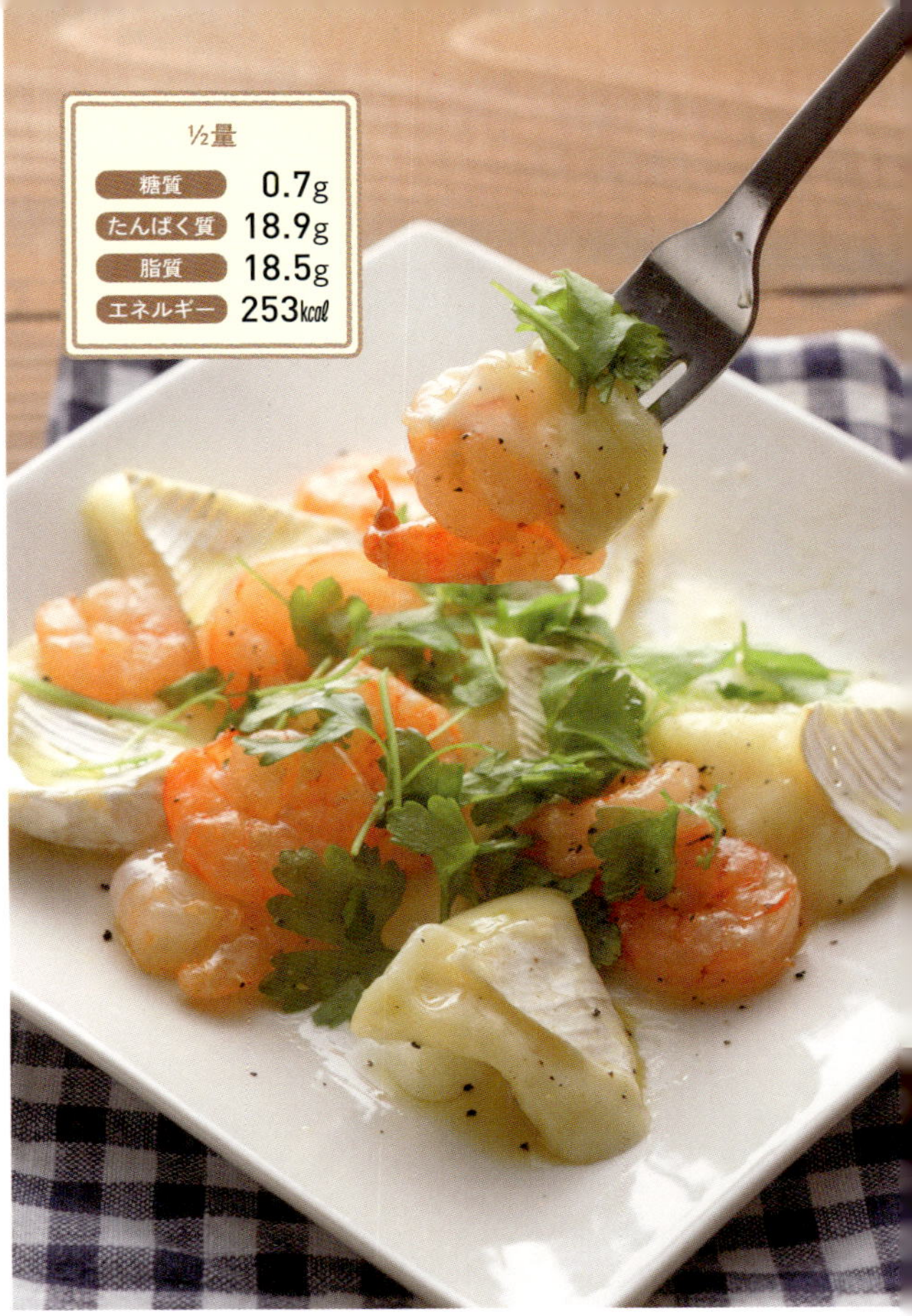
½量
糖質 0.7g
たんぱく質 18.9g
脂質 18.5g
エネルギー 253kcal

コンビーフのチーズパテ

脂肪とたんぱく質のバランスも◎。糖質オフの晩酌がすぐ楽しめます

材料（2人分）

- クリームチーズ…80g
- コンビーフ…100g
- 粗びき黒こしょう…適量
- きゅうり…½本 →スティック状に切る
- 黒オリーブ…6粒

作り方

1. クリームチーズは室温でやわらかくする。
2. ボウルにコンビーフを入れてざっとほぐし、1、粗びき黒こしょうを混ぜる。
3. 器に盛り、きゅうり、オリーブを添える。

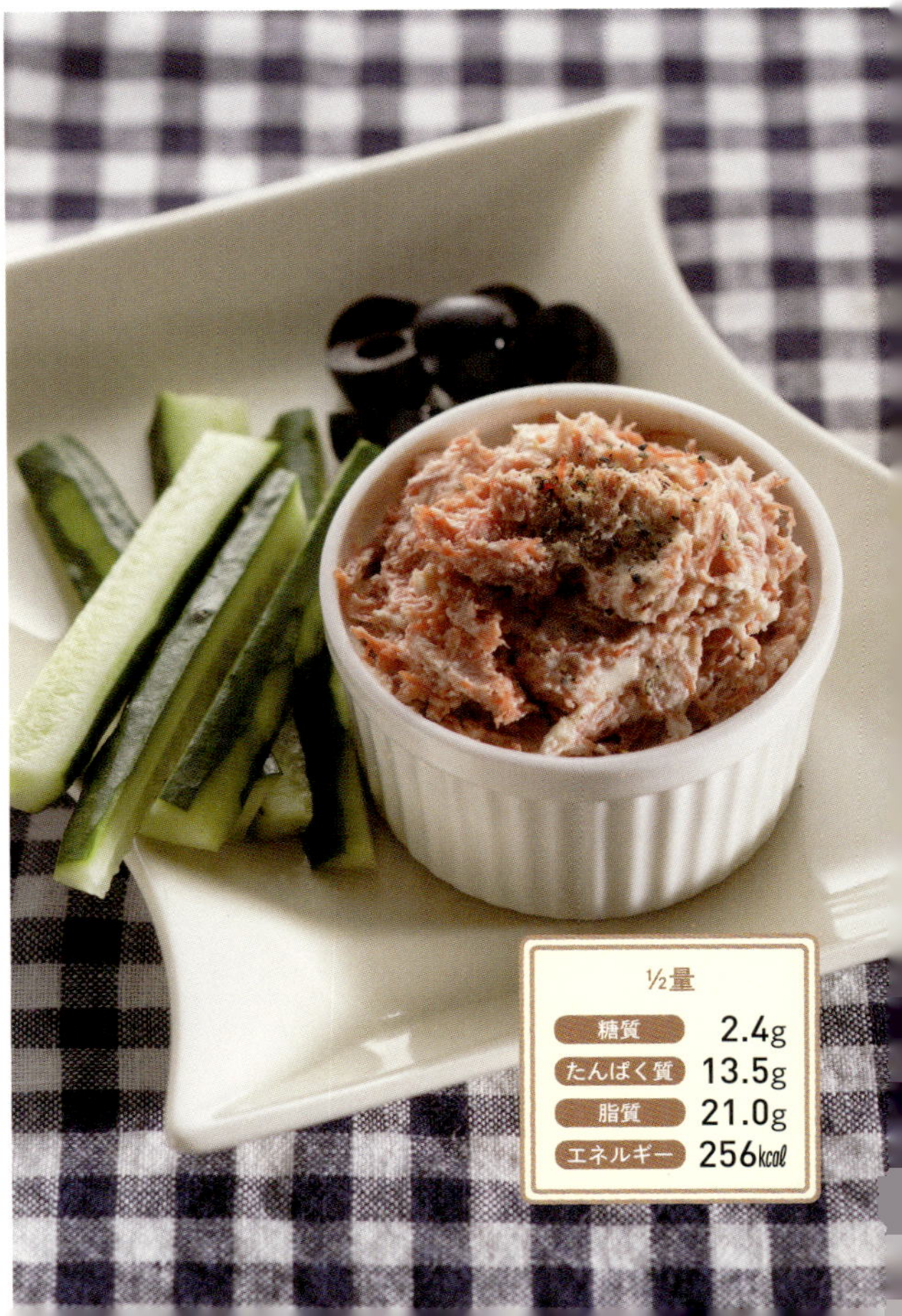
½量
糖質 2.4g
たんぱく質 13.5g
脂質 21.0g
エネルギー 256kcal

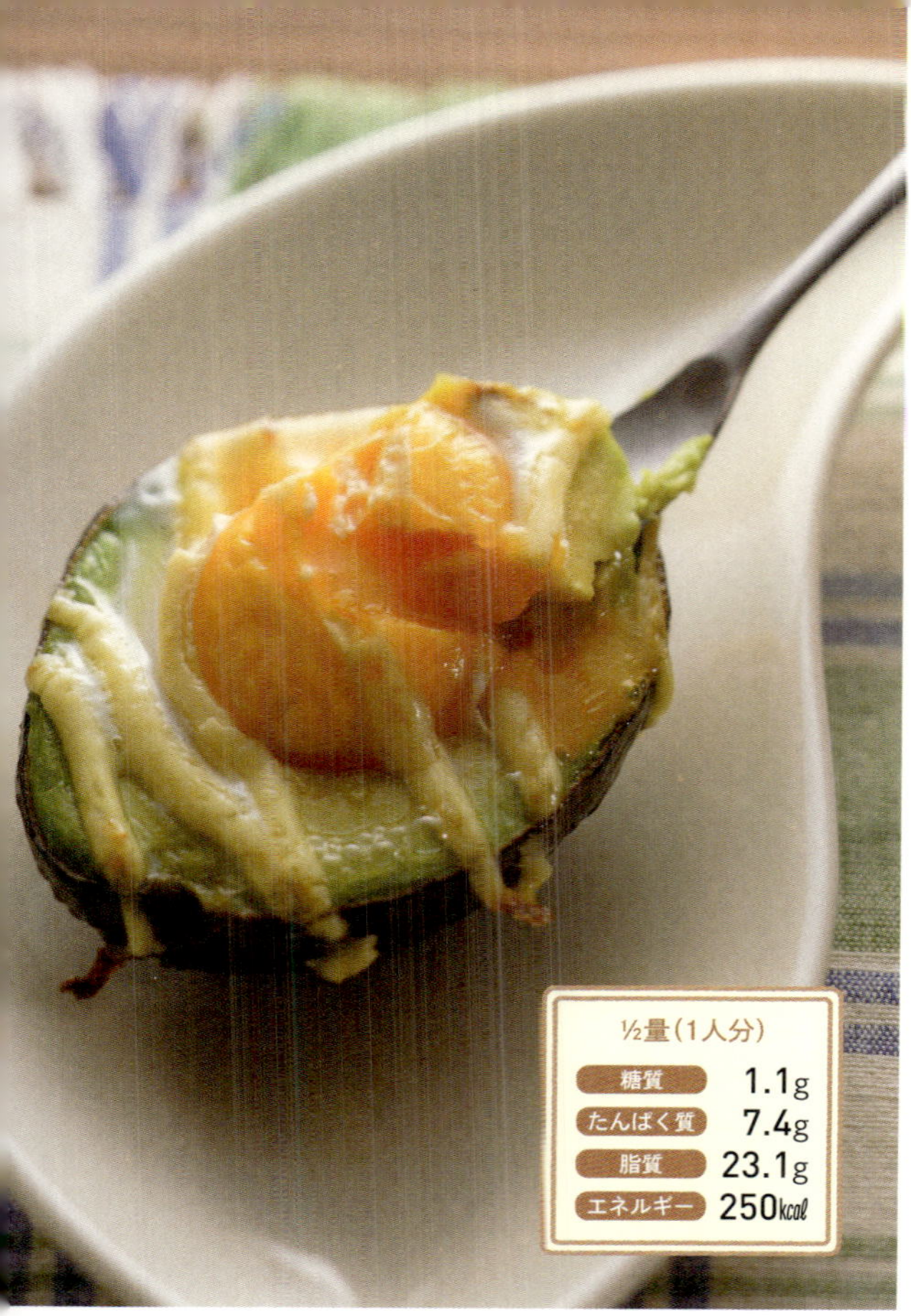

½量(1人分)	
糖質	1.1g
たんぱく質	7.4g
脂質	23.1g
エネルギー	250kcal

アボカドエッグ

アボカドと卵、低糖質コンビで作る熱々レシピ。ビタミン、ミネラルもたっぷり補給！

材料(2人分)

- アボカド…1個
- 卵(Sサイズ)…2個
- MCTマヨネーズ(市販品p.56参照)…大さじ1弱
- 塩…少々

作り方

1. アボカドは半分に切って種を取り、卵が入るくらいの大きさまでくりぬく。
2. ❶のアボカドに卵を1個ずつ割り入れ、MCTマヨネーズをしぼりかける。
3. オーブントースターで卵が好みの加減になるまで焼き、皿にのせて塩をふる。

アボカドの生ハム巻き

生ハムも低糖質でビタミン豊富かつすぐ食べられる便利食品。巻くだけ！

材料(2人分)

- アボカド…1個
- 生ハム…10枚
- MCTオイル…小さじ1
- ナンプラー…小さじ½
- パクチー…2本 →ざく切り

作り方

1. アボカドは半分に切って種をとり、10等分のくし形に切る。
2. ❶に生ハムを巻いて皿に盛り、MCTオイル、ナンプラーをかけてパクチーをちらす。

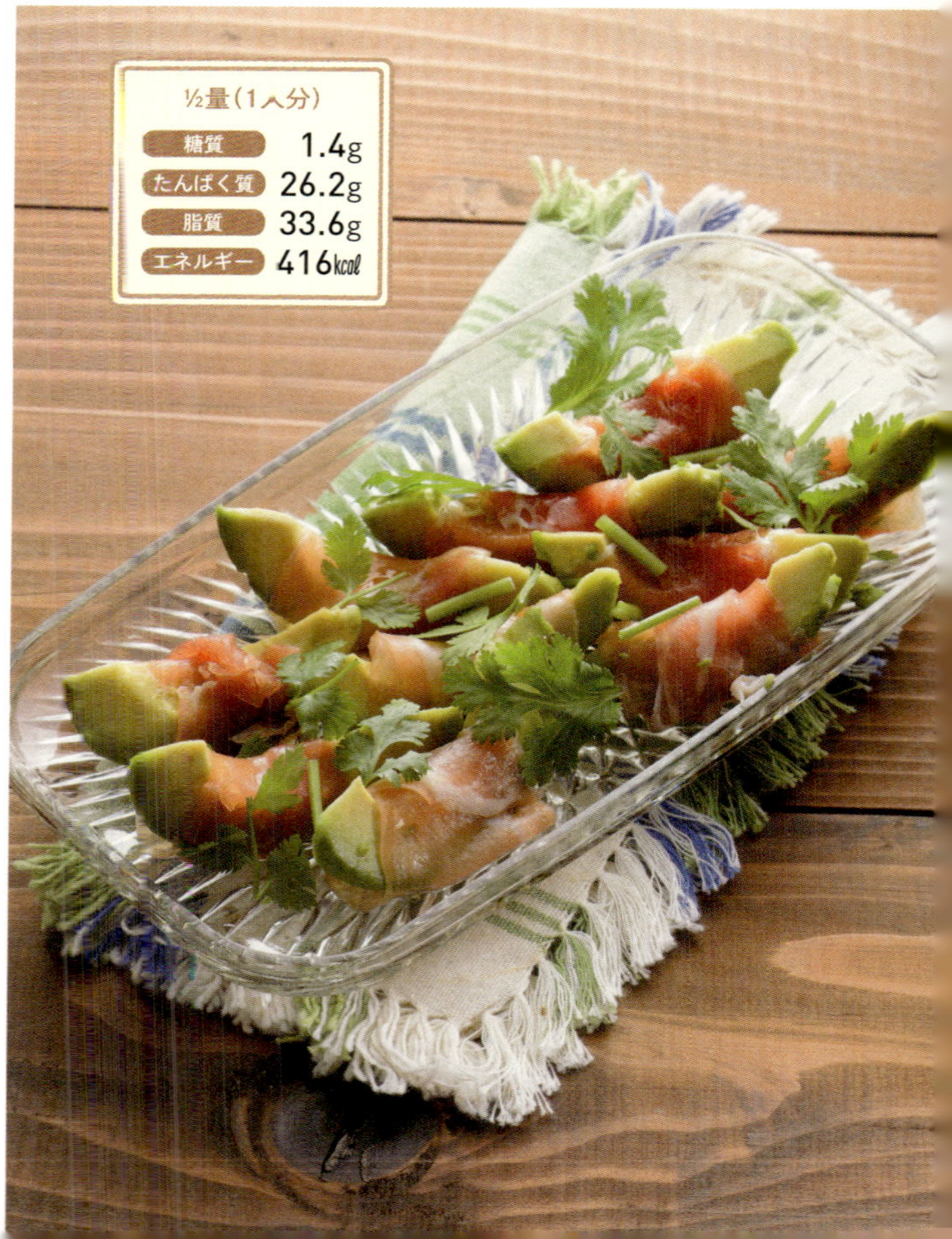

½量(1人分)	
糖質	1.4g
たんぱく質	26.2g
脂質	33.6g
エネルギー	416kcal

くるみのビシソワーズ風

オメガ3脂肪酸が豊富なくるみを冷製スープに。スッと飲めます

材料（作りやすい分量）

- くるみ（ロースト無塩）…100g
- A
  - コンソメスープ…小さじ1と½
  - 水…300mℓ
  - 豆乳…200mℓ
- 塩、こしょう…各少々

＊飾り用

- 生クリーム、またはMCTオイル
- くるみ

作り方

1. くるみはフライパンで軽く煎り、はがれた薄皮は取り除く。
2. 鍋に1、Aを入れて煮立て、弱火にして5分ほど煮込む。
3. 2をフードプロセッサーにかけてなめらかにし、鍋に戻す。
4. 豆乳を加えて弱めの中火で温め、塩、こしょうで味を調える。冷まして保存容器に入れる。

冷製でも、温めても。器に盛り、お好みで生クリームやMCTオイルをかけてくるみをちらす。

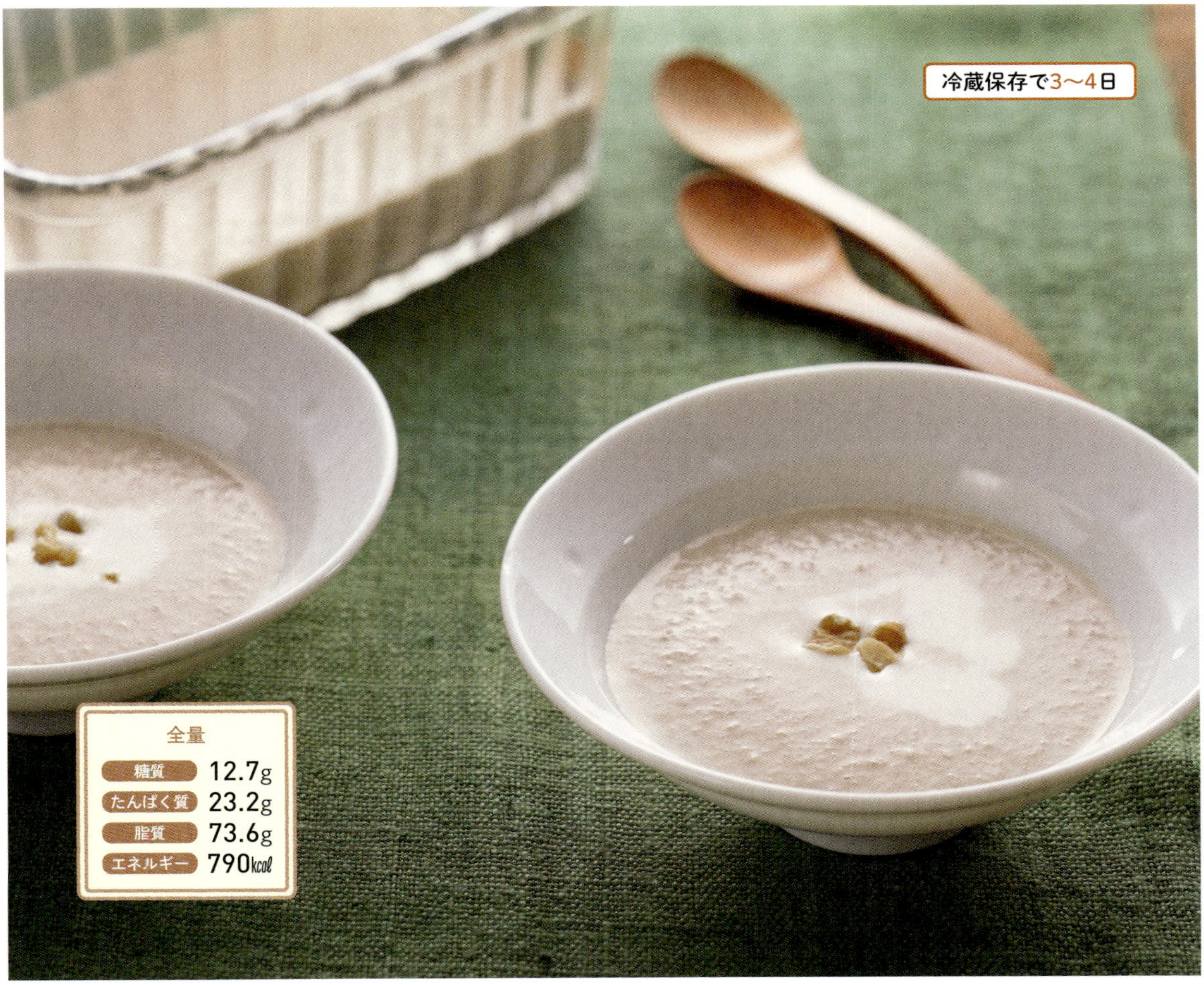
冷蔵保存で3～4日
全量
糖質 12.7g
たんぱく質 23.2g
脂質 73.6g
エネルギー 790kcal

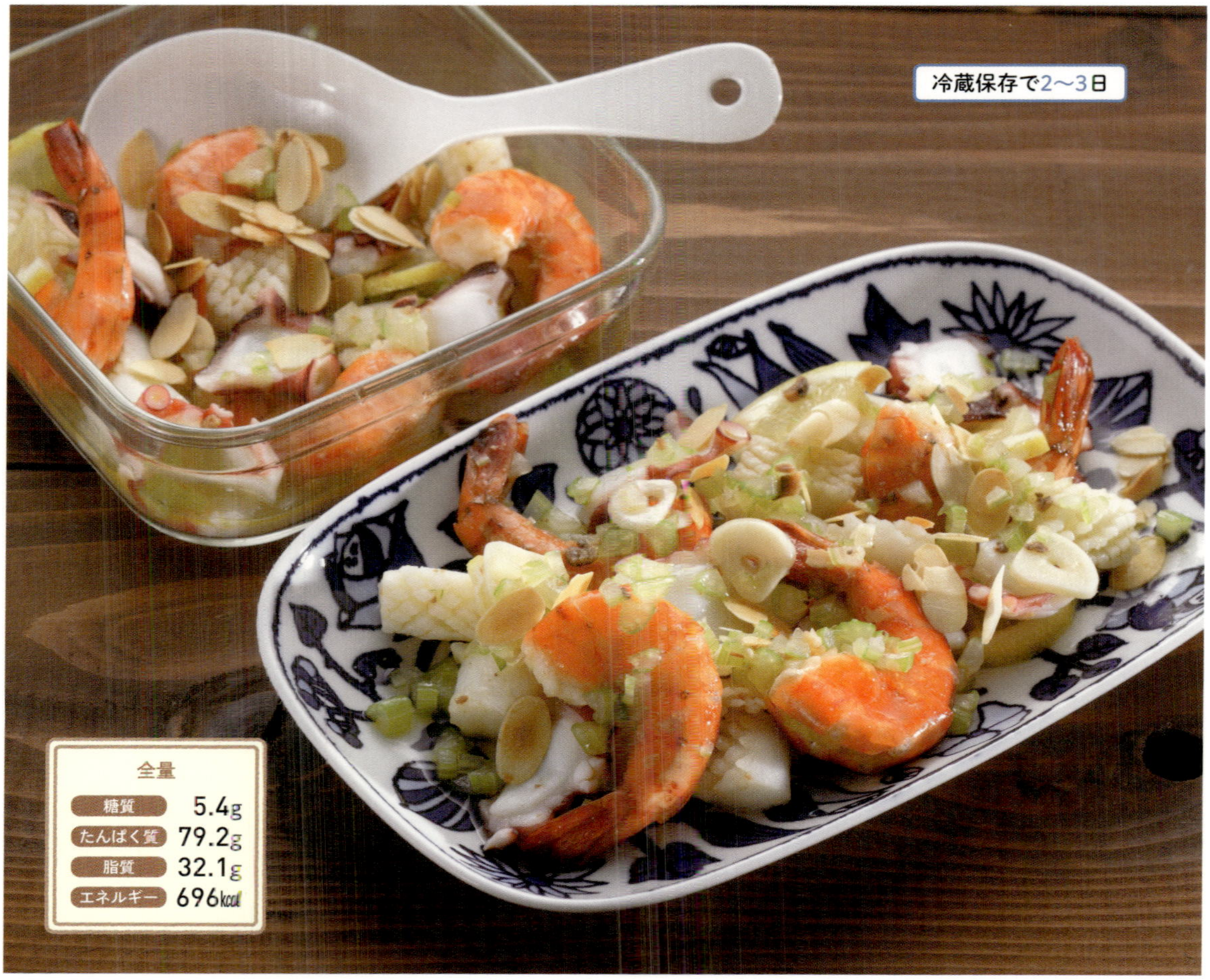
冷蔵保存で2〜3日
全量
糖質 5.4g
たんぱく質 79.2g
脂質 32.1g
エネルギー 696kcal

シーフードのアンチョビマリネ

味つけはアンチョビ、香りにはウイスキーを使えば超低糖質に。ナッツをかけて

材料(作りやすい分量)

- たこ(ゆで)…100g
- いか(冷凍カットいか)…150g
- 殻付きブラックタイガー…8尾
- セロリ…80g →あらみじんに切る
- にんにく…1片 →薄切り
- アンチョビ…4枚 →あらくたたく
- レモン…スライス2枚
- A
  - オリーブ油…大さじ2
  - ウイスキー…大さじ1強
- アーモンド(スライス)…10g
- 塩、こしょう…各少々

作り方

1. たこはそぎ切り、えびは足を切って背中を浅く切り開き、背わたがあれば取る。
2. フライパンにえび、いか、セロリ、にんにく、アンチョビ、Aを入れ、強火にかけてアルコールをとばし、中火にしてふたをし、1分ほど蒸し煮にする。火を止めてたこを混ぜ、そのまま粗熱をとる。塩、こしょうで味を調える。
3. アーモンドはフライパンで軽く煎り、レモンは小さめのいちょう切りにし、2に混ぜる。

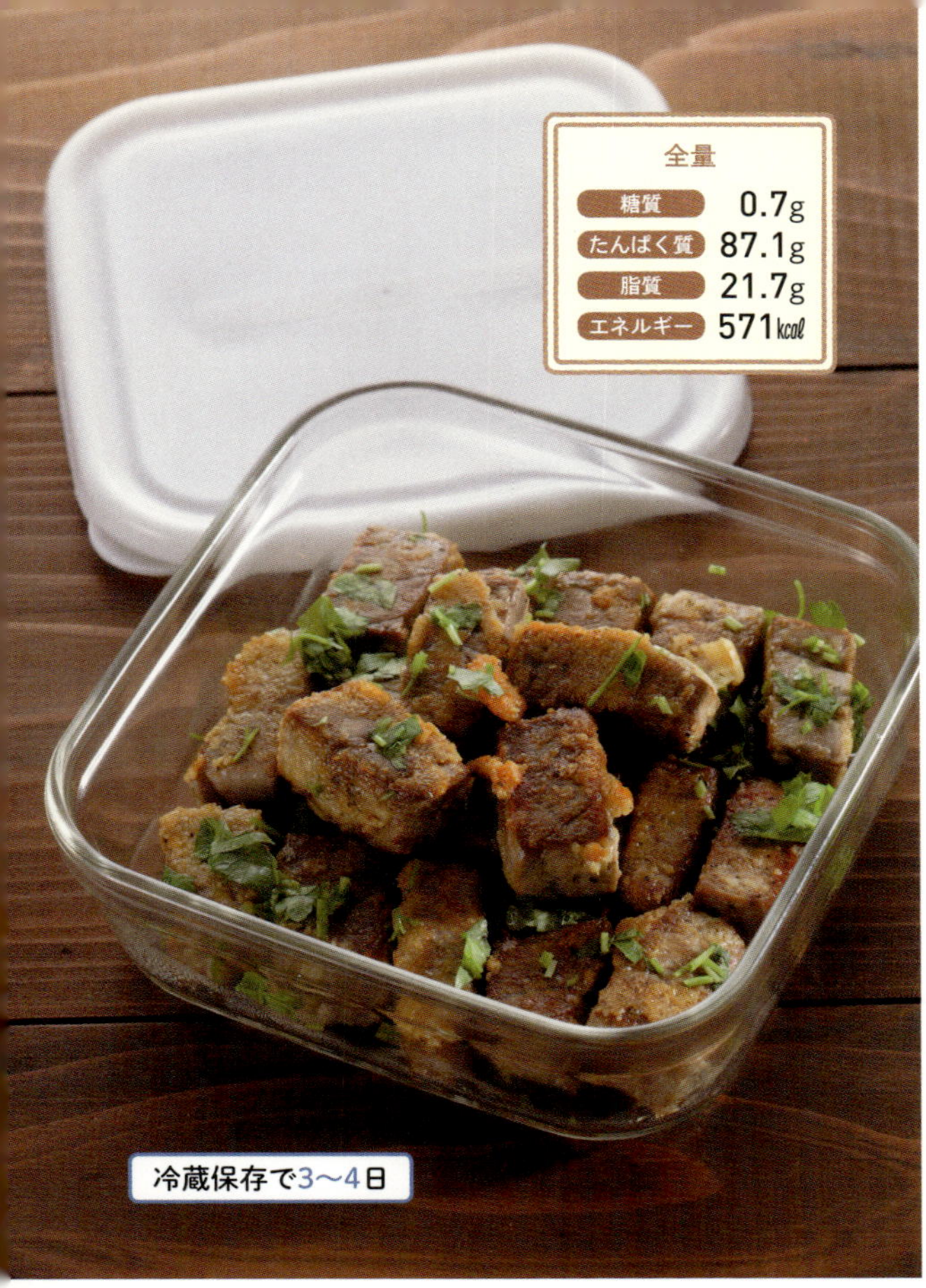
全量
糖質 0.7g
たんぱく質 87.1g
脂質 21.7g
エネルギー 571kcal
冷蔵保存で3〜4日

まぐろのチーズソテー

刺身用のさくを使った作りおき。
味つけは低糖質な粉チーズで

材料(作りやすい分量)

- まぐろ(赤身、刺身用さく)…300g
- 塩…小さじ¼
- こしょう…適量
- オリーブ油…大さじ1
- A
  - 粉チーズ…大さじ3
  - イタリアンハーブミックス…少々

作り方

1. まぐろは角切りにし、塩、こしょうをふる。
2. フライパンを熱してオリーブ油をひき、1を並べて強めの中火で焼く。
3. まぐろ全体に焼き色がついたら、弱火にして、Aを加えて混ぜ、チーズが少しこんがりするまで炒める。冷まして保存容器に入れる。あれば刻んだイタリアンパセリをふる。

藻類の作りおき

わかめのザーサイあえ

水溶性植物繊維のわかめに低糖質食材の
ザーサイで食感とうまみ、塩けをプラス

材料(作りやすい分量)

- わかめ(塩蔵)…40g(戻して60g)
- ザーサイ…40g →せん切り
- 小ねぎ…4本 →斜め薄切り
- A
  - MCTオイル…大さじ1
  - しょうゆ…大さじ1
  - すり白ごま…大さじ1

作り方

1. わかめは洗って水につけて戻し、さっとゆがいて水にとり、冷ましてしぼり、ざく切りにする。
2. 1、ザーサイ、小ねぎ、Aを混ぜ合わせる。

市販の味つけザーサイには糖質が若干含まれますが、一食分とすれば十分低糖質です。

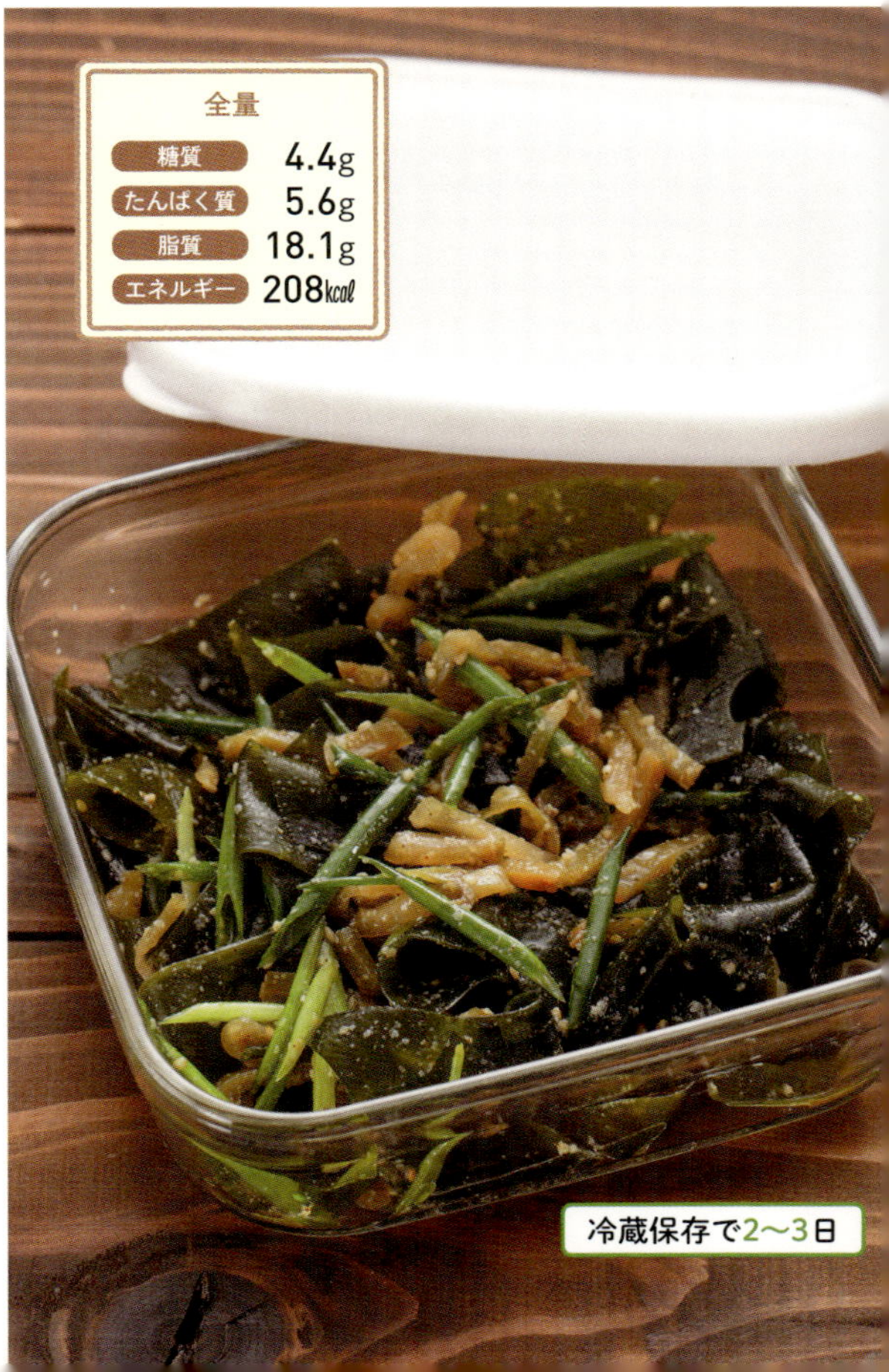
全量
糖質 4.4g
たんぱく質 5.6g
脂質 18.1g
エネルギー 208kcal
冷蔵保存で2〜3日

大豆とツナのカレーサラダ

蒸し大豆は、1品加えると栄養価もアップ。
低糖質なツナと組み合わせて

材料（作りやすい分量）

- 蒸し大豆…200g
- ツナ（オイル漬け）…2缶（140g）
- セロリ…80g →あらみじんに切る
- A
  - MCTオイル…大さじ1
  - 酢…大さじ2
  - 塩…小さじ1
  - カレー粉…大さじ1
  - 粗びき黒こしょう…少々

作り方

1. フライパンにセロリ、蒸し大豆、ツナ（缶汁ごと）を入れて強火にかけ、煮立ったら1分ほど炒めてボウルに移す。
2. Aを加えて混ぜる。

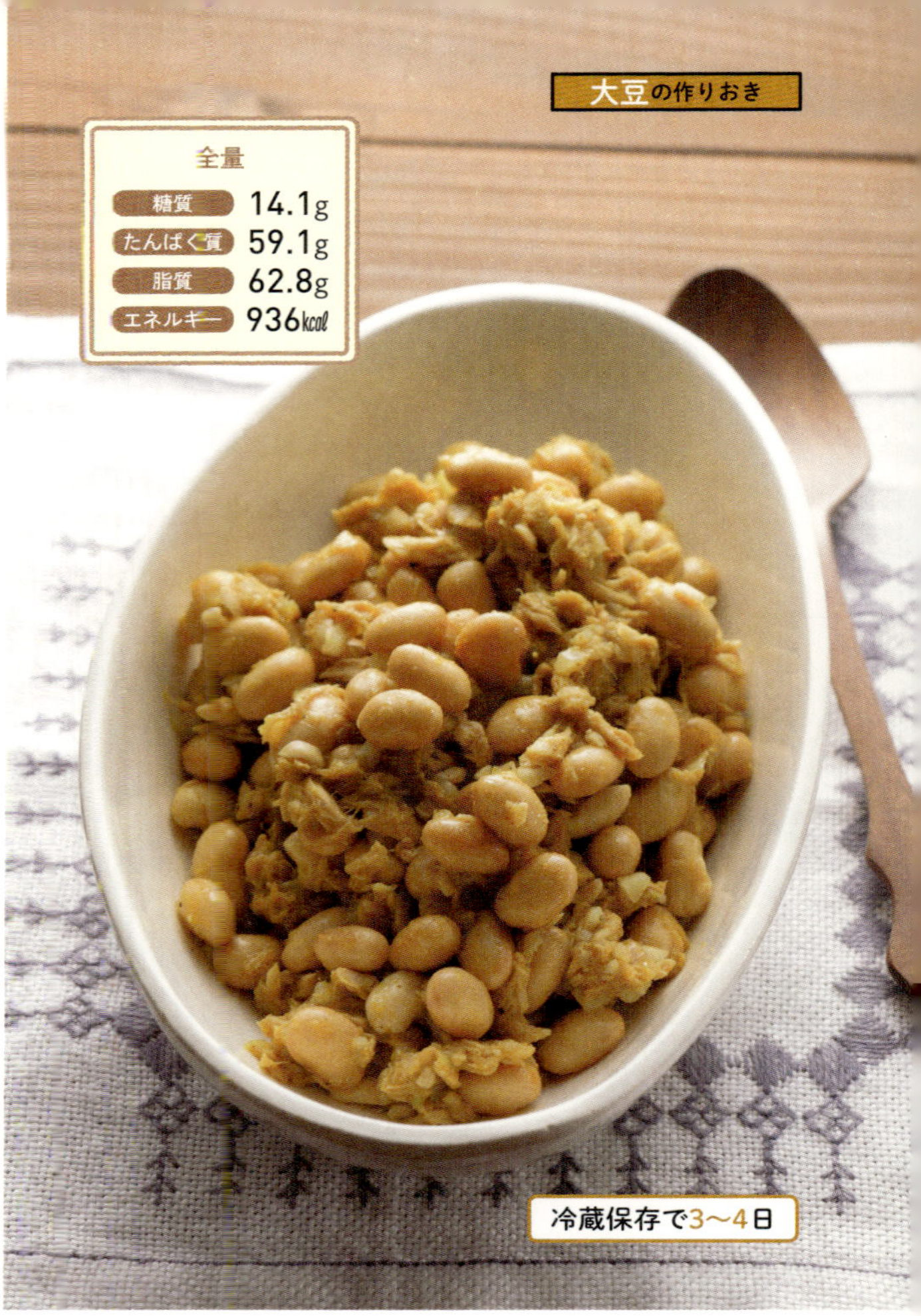

全量

糖質	14.1g
たんぱく質	59.1g
脂質	62.8g
エネルギー	936kcal

冷蔵保存で3〜4日

油揚げの肉詰め

大豆製品の中でもっとも低糖質の油揚げ。
プラス豚ひき肉でビタミンもアップ

材料（作りやすい分量）

- 油揚げ…3枚
- 豚ひき肉…120g
- 春菊…30g
  →あらみじんに切る
- A
  - とき卵…½個分
  - 塩…小さじ½
- ごま油…大さじ1
- 酢、しょうゆ…各適量

作り方

1. ボウルにひき肉、Aを入れてよく混ぜ、春菊を加えてざっと混ぜる。
2. 油揚げの長いほうの一辺を切って袋状に開き、1を等分に詰めて平らに整える。
3. フライパンを熱してごま油をひき、2を並べてふたをし、弱火で焼く。片面がこんがり焼けたらひっくり返し、全体で10分ほど焼いて中まで火を通す。酢じょうゆでいただく。

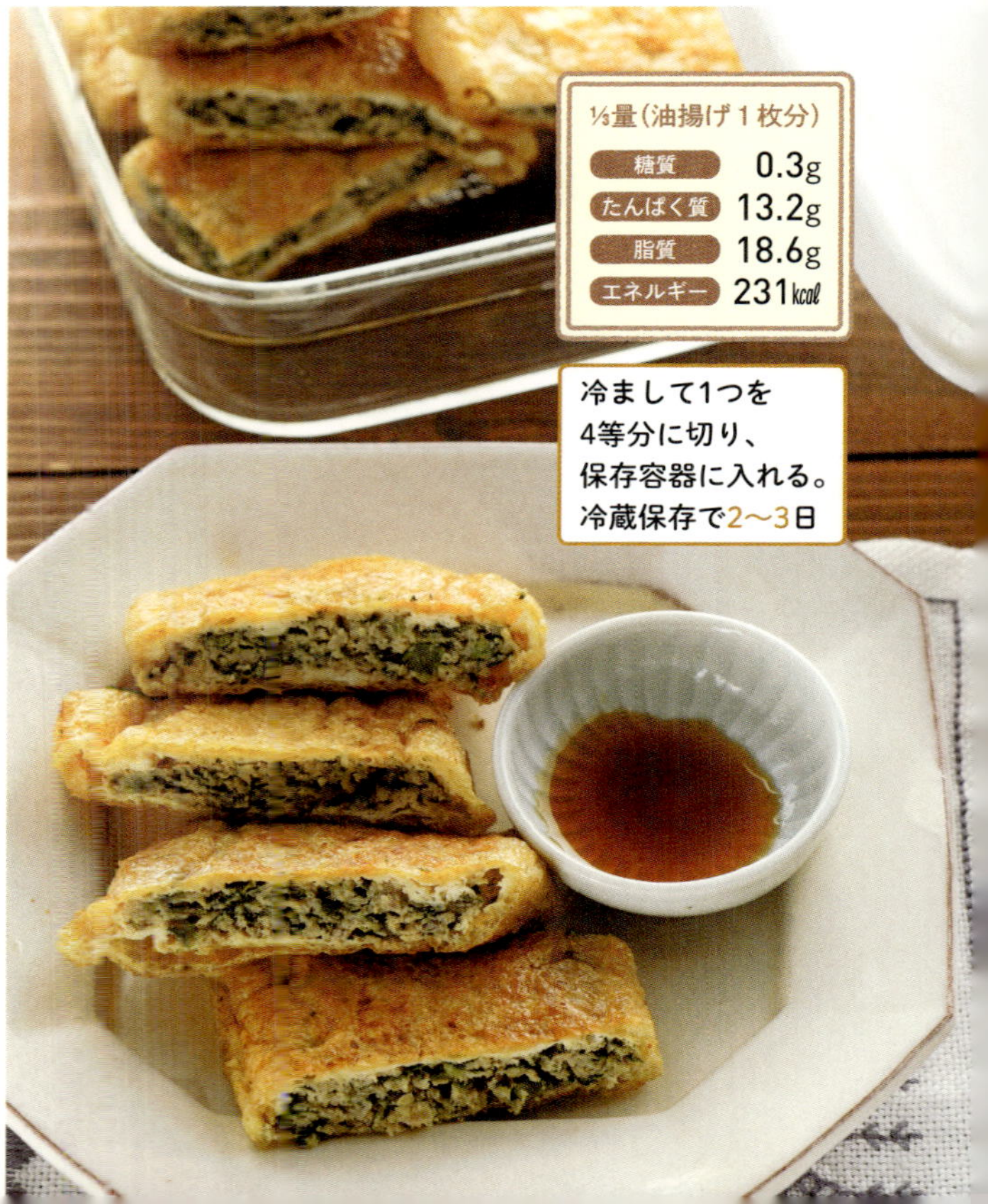

⅓量（油揚げ１枚分）

糖質	0.3g
たんぱく質	13.2g
脂質	18.6g
エネルギー	231kcal

冷まして1つを
4等分に切り、
保存容器に入れる。
冷蔵保存で2〜3日

葉物野菜の作りおき

いろいろ青菜のオイルおひたし

青菜を４種類ほど混ぜて作ると味が重なりおいしさもアップ。しらすとも相性◎

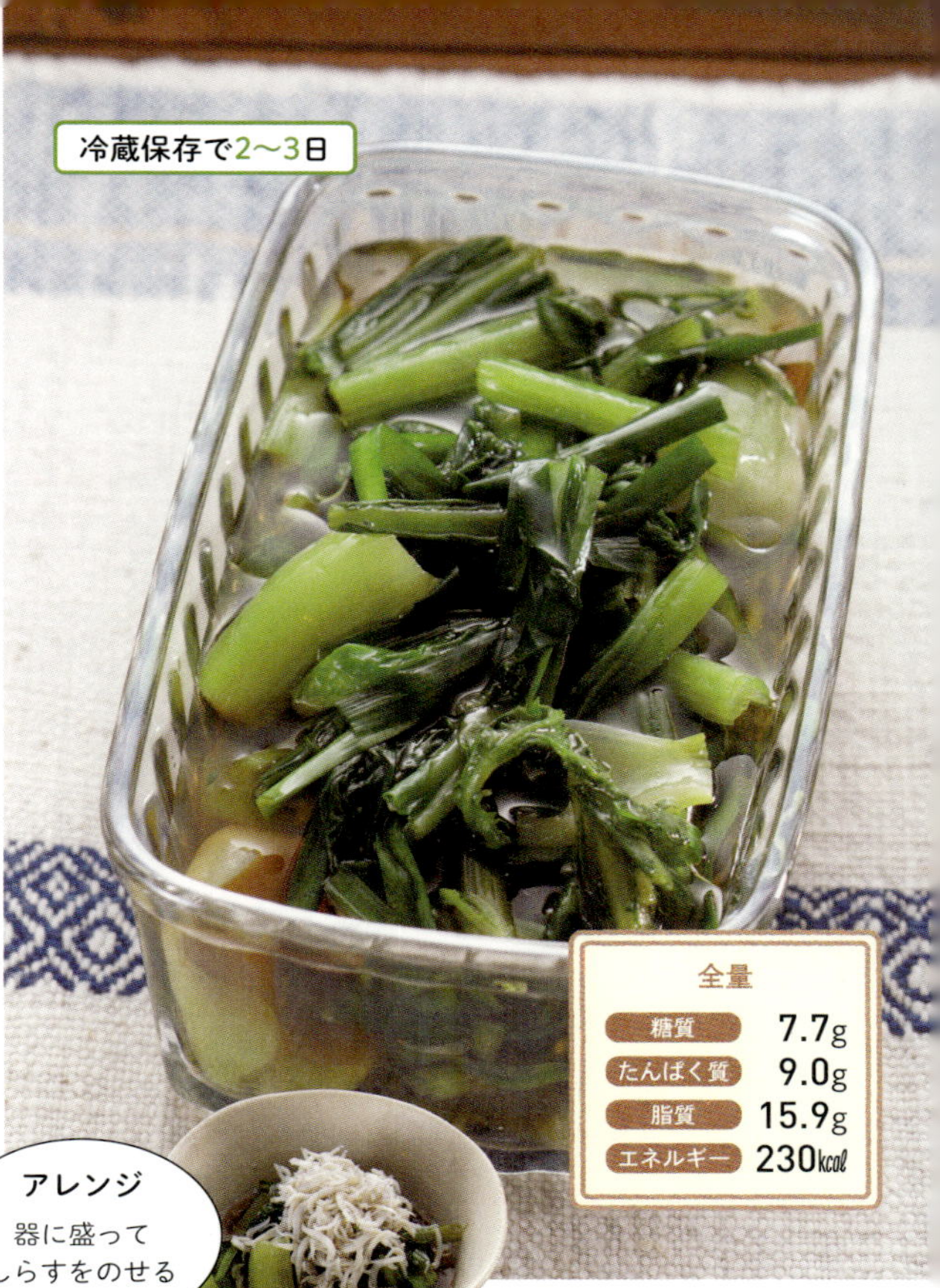

冷蔵保存で2〜3日

全量	
糖質	7.7g
たんぱく質	9.0g
脂質	15.9g
エネルギー	230kcal

アレンジ
器に盛って
しらすをのせる

材料（作りやすい分量）

- チンゲン菜…2株（360g）　・小松菜…4株（150g）
- 春菊…3株（70g）→葉は摘みとり、茎は斜め切り
- にら…½束（50g）→ざく切り
- A
  - 薄口しょうゆ…大さじ2と½
  - だし…400mℓ　・塩…ひとつまみ
- MCTオイル…大さじ1強

作り方

1. チンゲン菜、小松菜はそれぞれゆでて水にとり、絞ってざく切りにする。
2. 鍋にAを煮立て、春菊、にらを加えて火を止める。ボウルに移して急冷する。
3. ②に①、MCTオイルを加えて混ぜる。

きのこの作りおき

いろいろきのこのピリ辛そぼろ

辛みは低糖質の豆板醤で。温玉プラスで高たんぱくのおかずにも

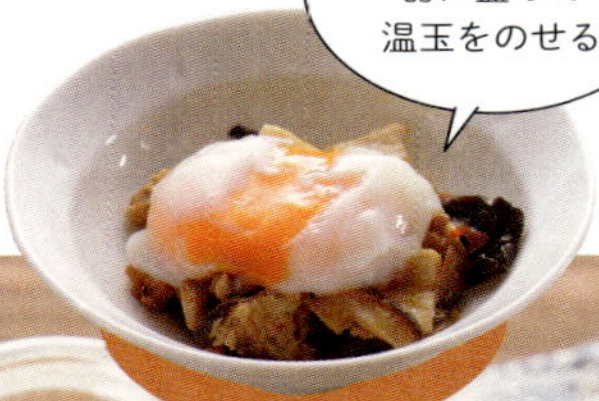

アレンジ
器に盛って
温玉をのせる

材料（作りやすい分量）

- しめじ…1パック（100g）→小房にほぐす
- エリンギ…１パック（100g）→薄切り
- しいたけ…１パック（100g）→薄切り
- きくらげ…４g →水で戻して水けを切り薄切り
- 鶏ひき肉…100g　・しょうがのみじん切り…大さじ1
- 長ねぎ…10cm →みじん切り
- A
  - 豆板醤…小さじ1強　・しょうゆ…大さじ1
  - 焼酎…大さじ1
- ごま油…10cm →大さじ1

作り方

1. フライパンを熱してごま油をひき、ひき肉、しょうが、長ねぎを中火で炒める。ほぼ火が通ったらA以外のすべての材料を加えて強火にし、さっと炒め合わせる。
2. Aを加えて煮立て、アルコールをとばし、弱火にしてふたをし、5分ほど煮る。
3. ふたを取って強火にし、軽く煮詰める。

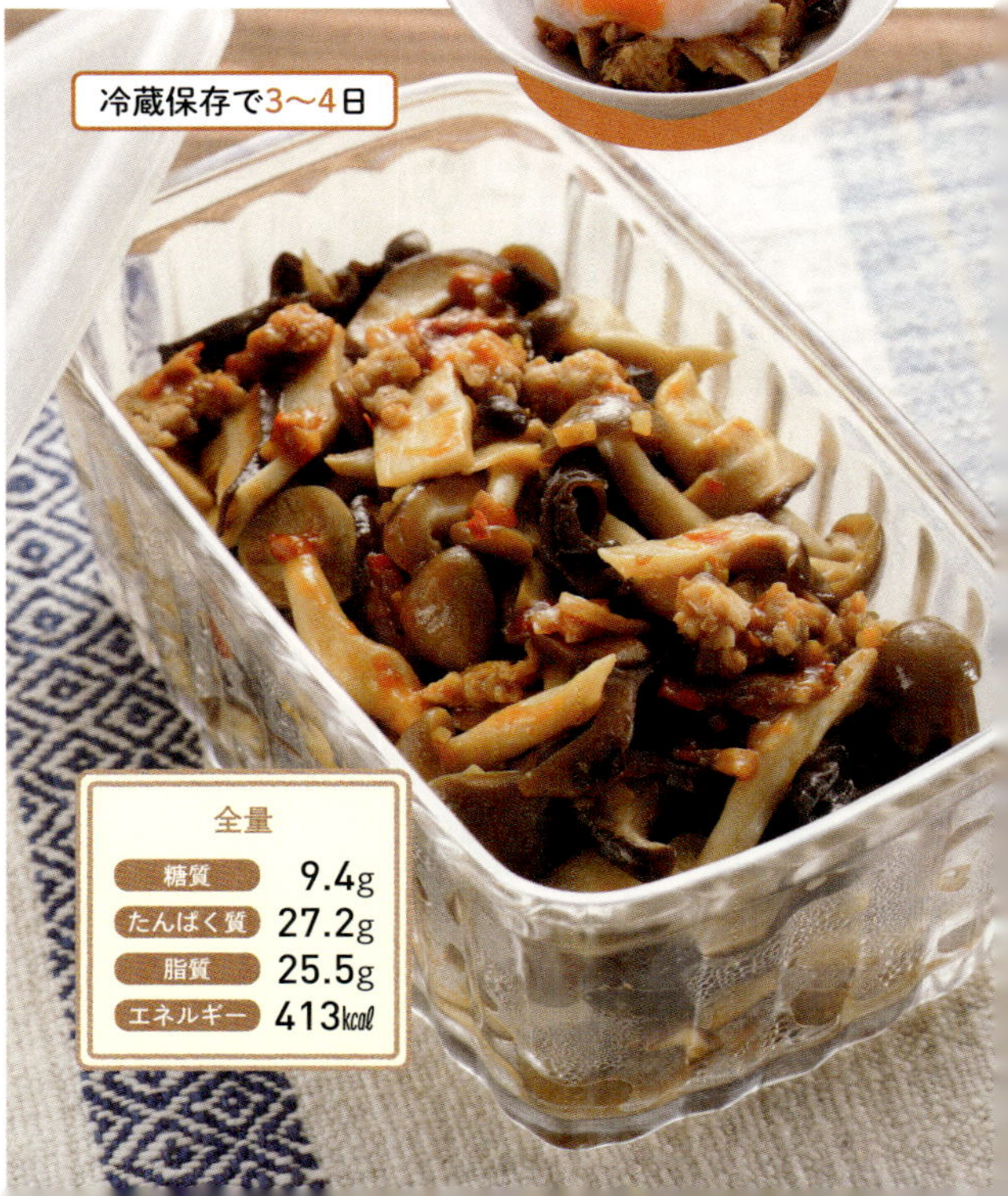

冷蔵保存で3〜4日

全量	
糖質	9.4g
たんぱく質	27.2g
脂質	25.5g
エネルギー	413kcal

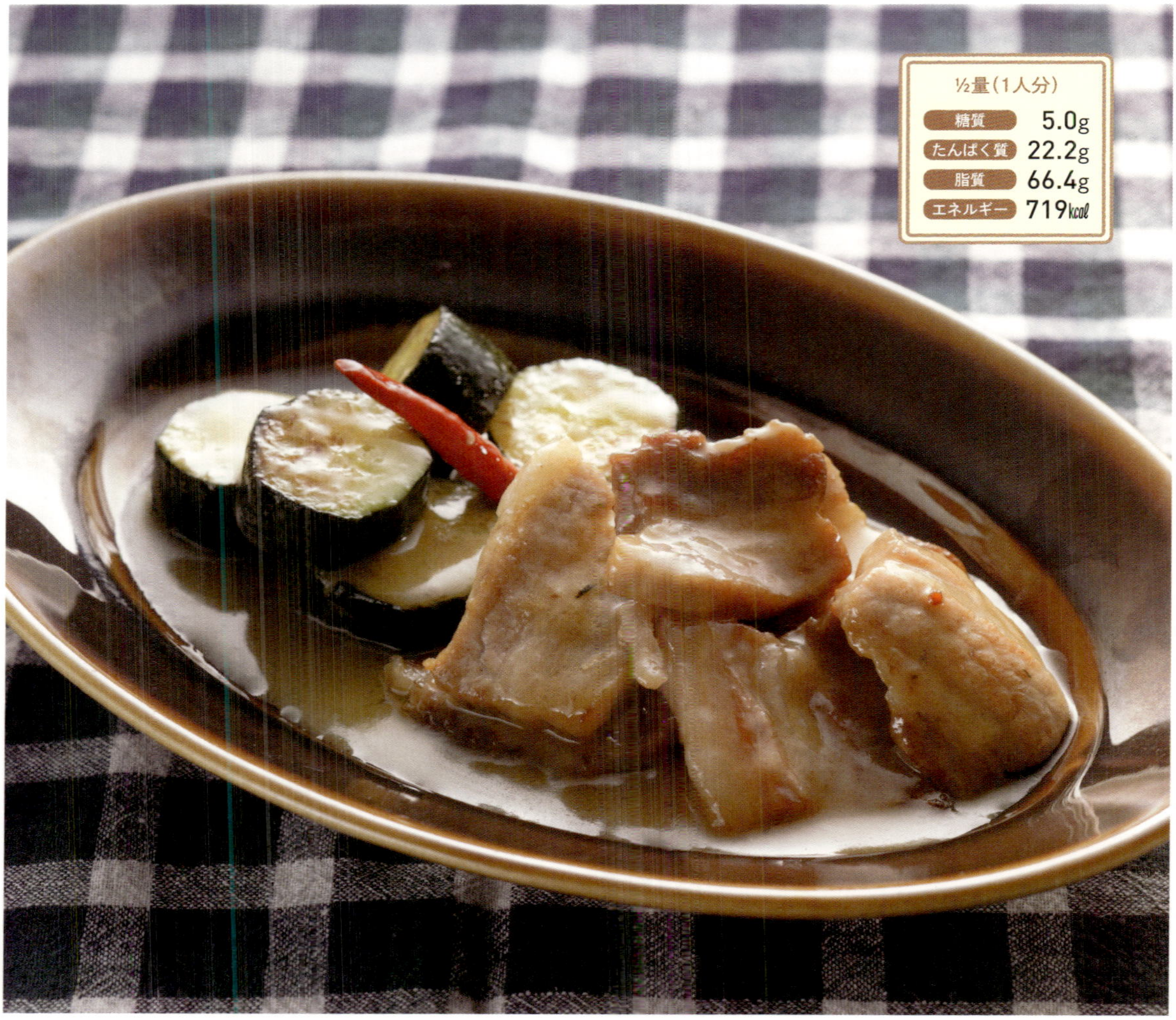
½量（1人分）
糖質 5.0g
たんぱく質 22.2g
脂質 66.4g
エネルギー 719kcal

豚肉のココナッツミルク煮込み

**ココナッツミルクとバターを使った煮込み。
甘いのに糖質量が牛乳の約¼、豆乳の約½！**

材料（2人分）

- 豚ばら肉薄切り（焼き肉用の厚め）…250g
- にんにく…1片
- 赤唐辛子…１本
- ズッキーニ…1本
- ココナッツオイル…大さじ1
- ココナッツバター…大さじ1
- 塩、こしょう…各少々
- A
  - ナンプラー…大さじ1
  - 水…100mℓ
  - ココナッツミルク…200mℓ

作り方

1. 豚肉は食べやすい一口大に切って塩、こしょうをふる。ズッキーニは1.5cm幅の輪切りにする。にんにくはつぶす。
2. フライパンにココナッツオイル、1を入れて中火で炒め焼きにする。
3. 焼き色がついてきたらAを加えて煮立て、強火でとろっとするまで煮詰め、火を止めてココナッツバターを加えて混ぜる。

ミートボールと きのこのクリーム煮込み

血糖値安定作用がある生クリームを使って。粉類なしでもクリームシチューのよう

材料(2人分)

- 合いびき肉…250g
- A
  - とき卵…½個分
  - 玉ねぎ…¼個分 →みじん切り
  - 塩…小さじ½
  - ナツメグ…少々
- マッシュルーム…16個
- バター…15g
- 白ワイン…大さじ3
- 生クリーム…½カップ
- 塩、こしょう…各少々
- イタリアンパセリ…適量 →あらみじんに切る

作り方

1. ひき肉にAを混ぜて6等分にして丸める。マッシュルームは根元を薄く切る。
2. フライパンにバターを溶かし、1を入れて中火で焼き、ときどき転がしながら全体に焼き色をつける。
3. フライパンの脂をふき、白ワインを加えて煮立て、アルコールをとばし、生クリームを加えて軽く煮詰める。塩、こしょうで味を調え、器に盛ってイタリアンパセリをちらす。

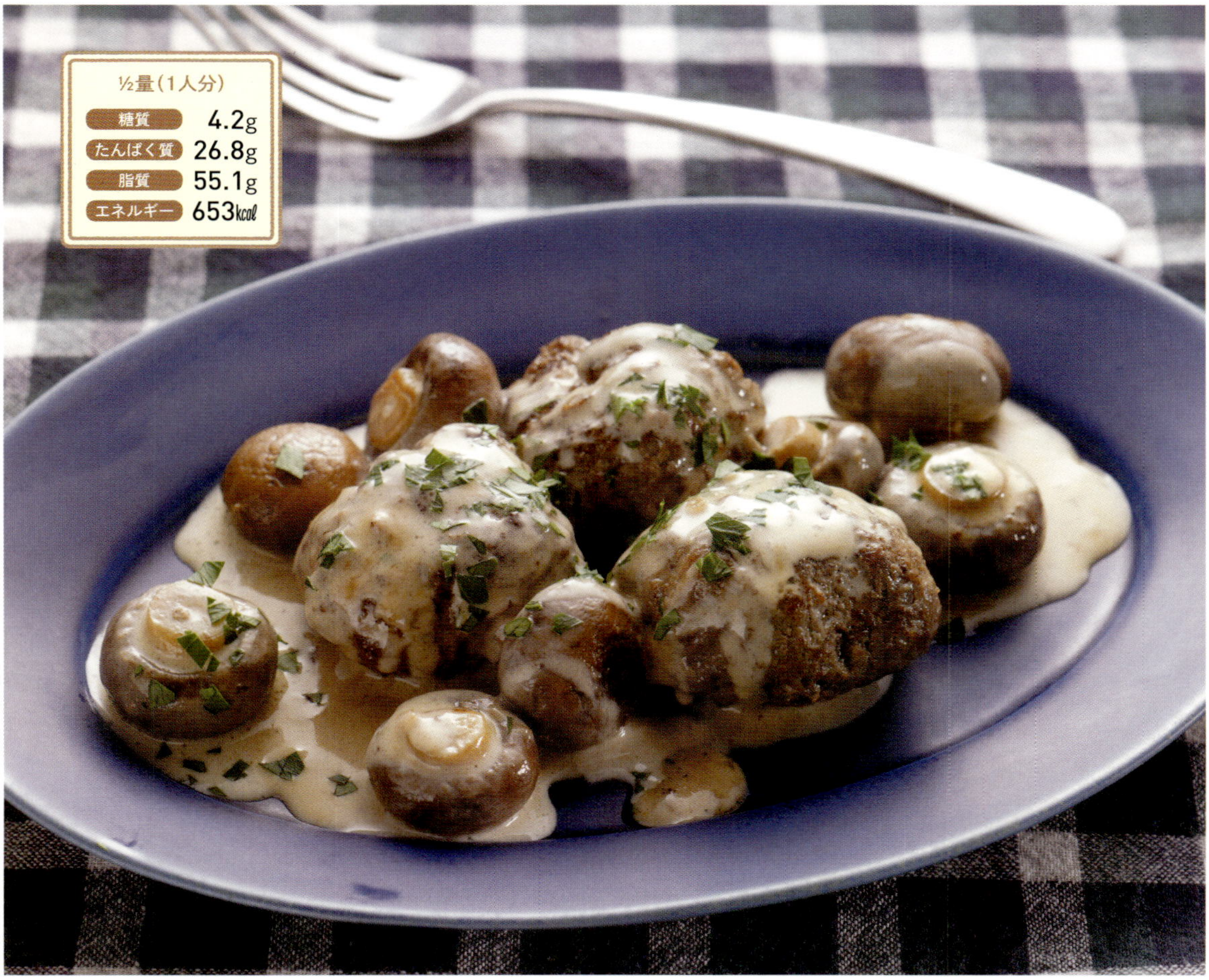
½量(1人分)
糖質 4.2g
たんぱく質 26.8g
脂質 55.1g
エネルギー 653kcal

クラウドブレッド

クラウドブレッドのサンド

主食が食べたいときのおともに最強！
クラウドブレッドサンドなら、罪悪感もなし

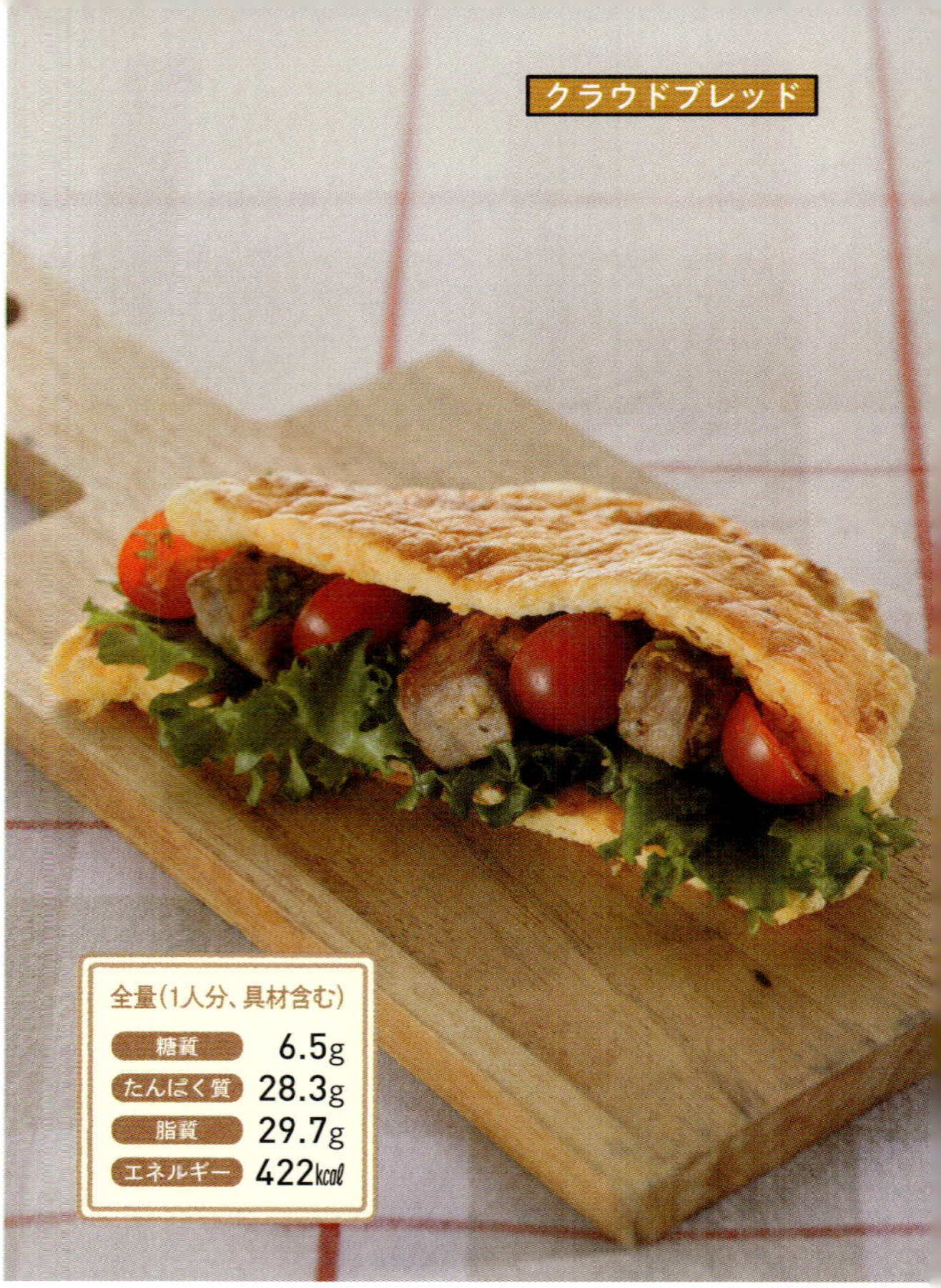

全量（1人分、具材含む）

糖質	6.5g
たんぱく質	28.3g
脂質	29.7g
エネルギー	422kcal

材料（1人分）

- クラウドブレッド（作り方p.41）…1枚
- まぐろのチーズソテー（作り方p.49）…適量
- フリルレタス、ミニトマト…各適量

作り方

1. クラウドブレッドを二等分に切り、フリルレタス、まぐろのチーズソテー、ミニトマトをはさむ。

ソーセージ、アボカド、チーズなど好みの具材をはさんでアレンジを楽しんで。

ボーンブロス

鶏手羽の韓国風ボーンブロススープ

手羽を使えば手軽！ スープジャーの保温調理を活かした最強のボーンブロススープ

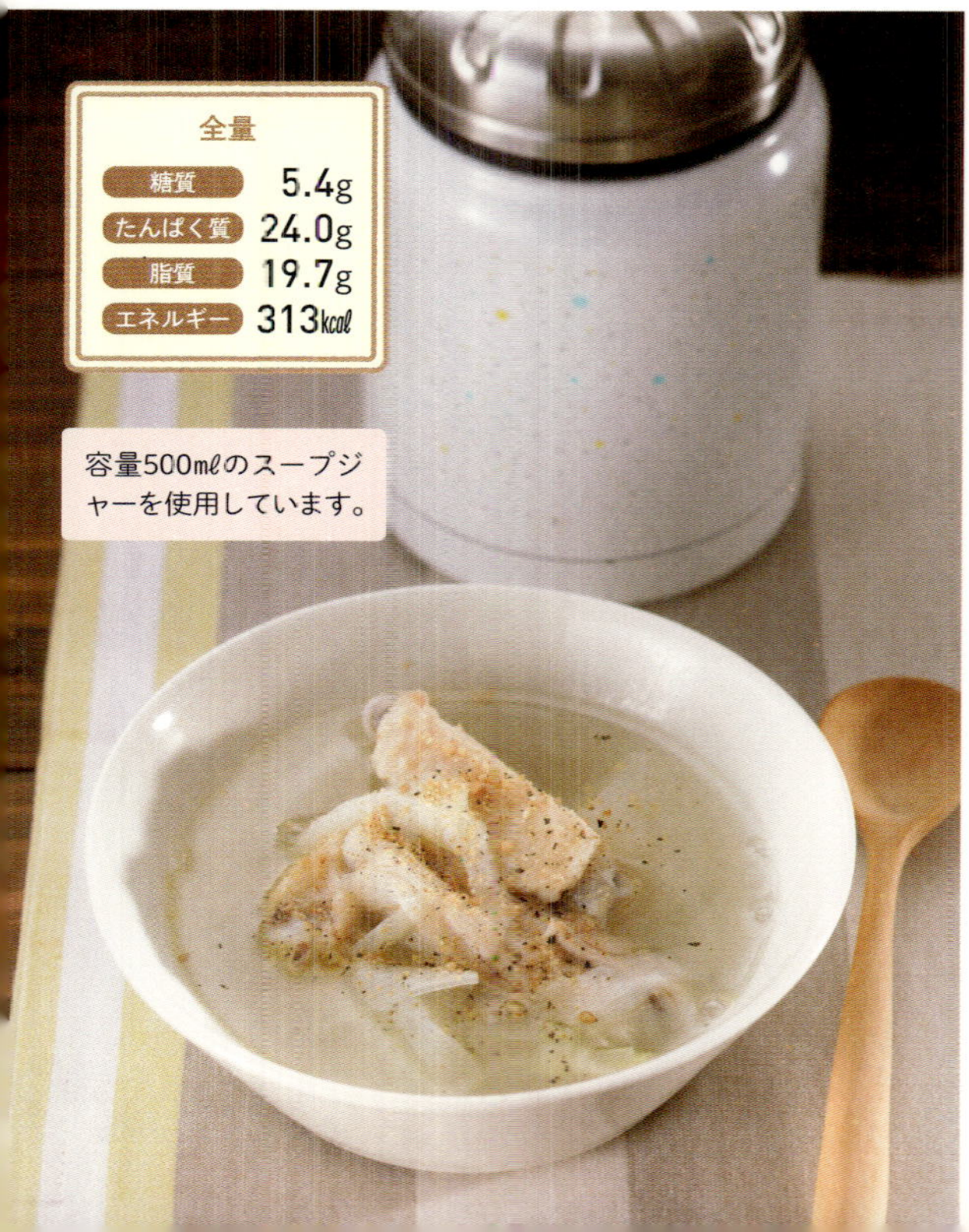

全量

糖質	5.4g
たんぱく質	24.0g
脂質	19.7g
エネルギー	313kcal

容量500mℓのスープジャーを使用しています。

材料（1人分）

- 鶏手羽中…5本
- 大根…100g →5㎜厚さのいちょう切り
- 長ねぎ…⅓本 →縦4つ割にして4cm長さに切る
- にんにく…1片 →たたきつぶす
- しょうが…1枚→薄切り　・塩…小さじ½
- すり白ごま…小さじ1　・粗びき黒こしょう…適量

作り方

1. 鶏手羽中はざるに入れて熱湯をかける。
2. ❶、大根、長ねぎ、にんにく、しょうがを鍋に入れ、塩、水400mℓを加えて強火にかけ、煮立ったらあくを取り、強火で3分煮る。
3. 熱湯を入れて温めておいたスープジャーの湯をきり、❷を入れてふたをする。1～2時間以上保温する。食べるときに、すりごま、黒こしょうをふる。

ドリンク

ブルーベリーのクリームスムージー

ブルーベリーは果物の中でも低糖質。
血糖値安定作用のある生クリームを入れて

材料(1杯分)

- ブルーベリー…½カップ
- 生クリーム…大さじ3
- プレーンヨーグルト(無糖)…100㎖

作り方

1. すべての材料をミキサーにかける。

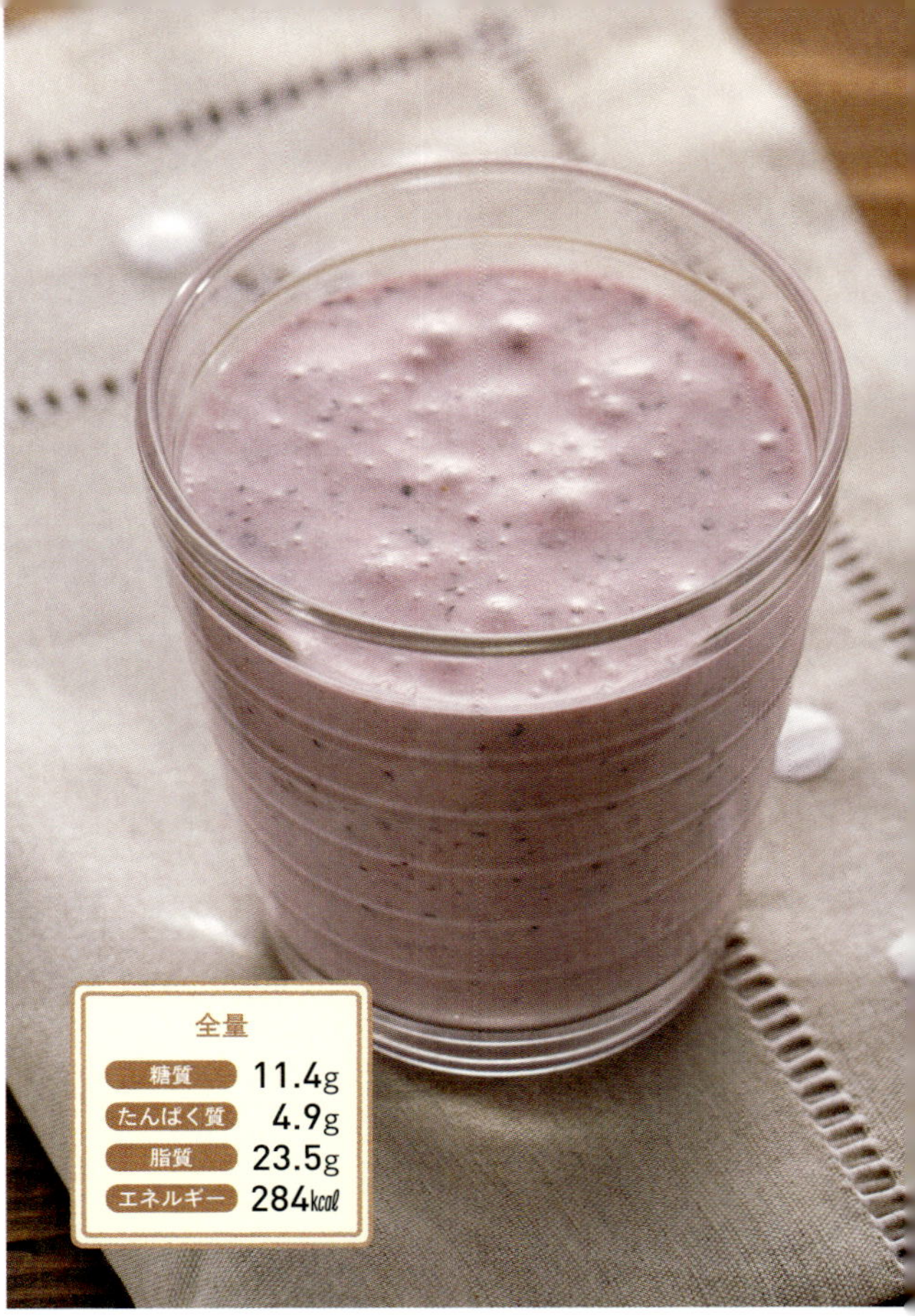

全量
糖質 11.4g
たんぱく質 4.9g
脂質 23.5g
エネルギー 284kcal

アボカドのグリーンスムージー

生クリームとアボカドで、食物繊維と
ケトン体質をキープできるビタミンドリンク

材料(作りやすい分量)

- アボカド…½個
- 小松菜…1株→ざく切り
- 生クリーム…大さじ3
- プレーンヨーグルト(無糖)…100㎖

作り方

1. すべての材料をミキサーにかける。

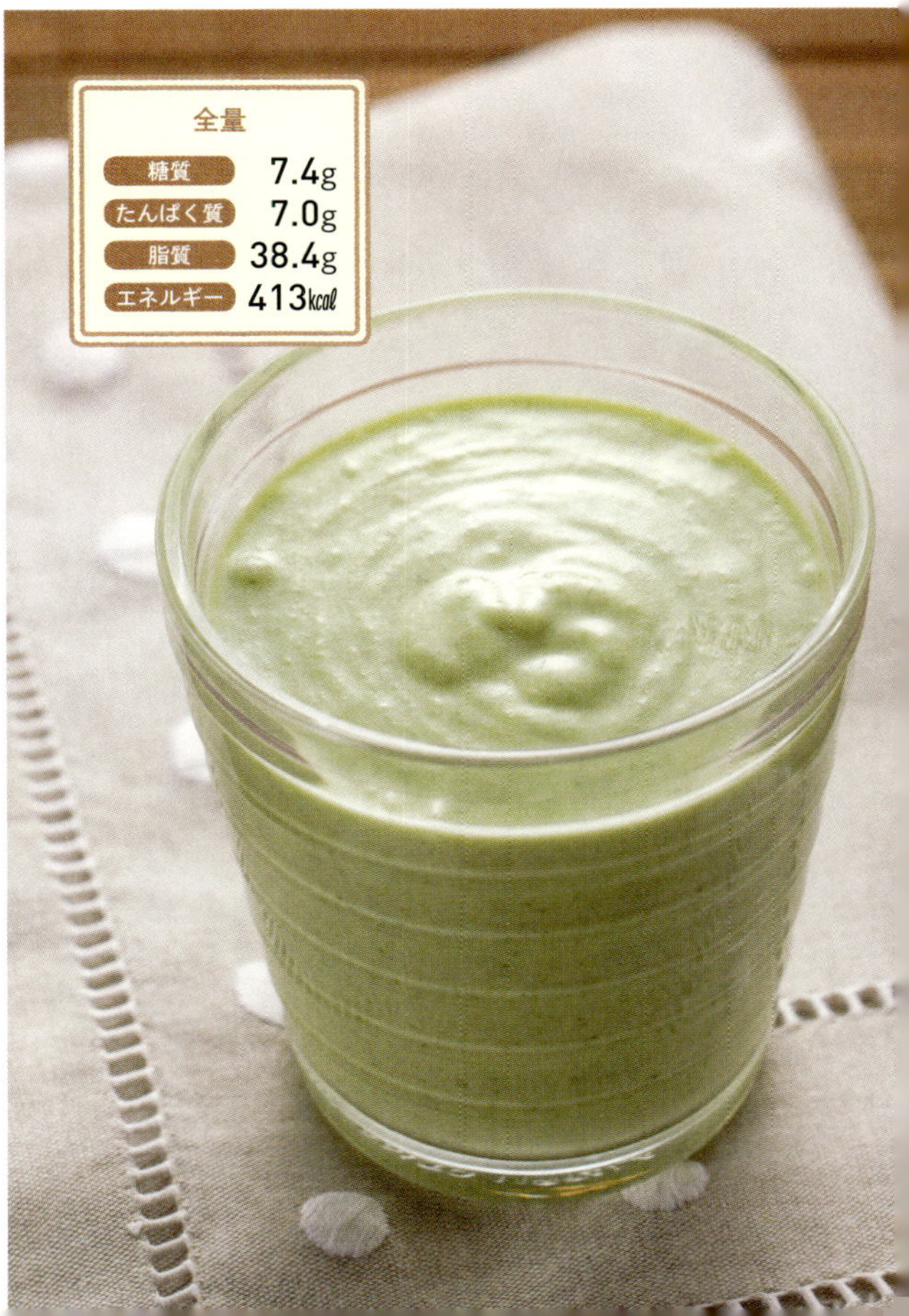

全量
糖質 7.4g
たんぱく質 7.0g
脂質 38.4g
エネルギー 413kcal

中鎖脂肪酸って？

適切な油脂選びが大切！

MCT（中鎖脂肪酸）オイルは、一般的な油脂に含まれる長鎖脂肪酸に比べて
速やかに消化吸収され、エネルギーになります。
加熱はしないで、仕上げにかけたり、混ぜたりして使いましょう。
加熱すると一般の油より低温で煙が出て泡立ちが起こり危険です。

中鎖脂肪酸は3種類あります！

●カプリル酸（C8）とカプリン酸（C10）

抗酸化作用があり、ケトン体を短時間で生成、促進する働きがあります。

●ラウリン酸（C12）

抗酸化作用、腸内の善玉菌を活性化させ、美容効果が期待できます。

MCTオイルと
ココナッツオイルでは
中鎖脂肪酸の成分が
違うんですね！

MCTオイルには原料が2つあります

中鎖脂肪酸はココナッツ（ココヤシ）とパームヤシ（アブラヤシ）の種子に含まれています。そのため、MCTオイルもココナッツ由来のもの、パームヤシ由来のもの、混合のものに製品が分かれています。選ぶときの参考にしましょう。

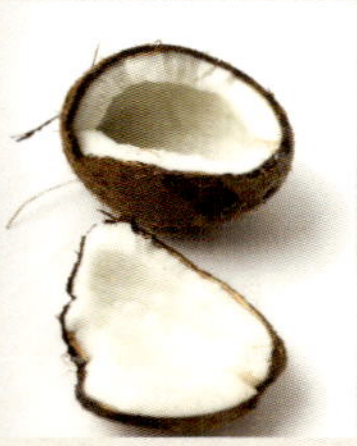

ココヤシ

● ケトンフレンドリーの油脂

仙台勝山館MCTオイル／勝山ネクステージ株式会社

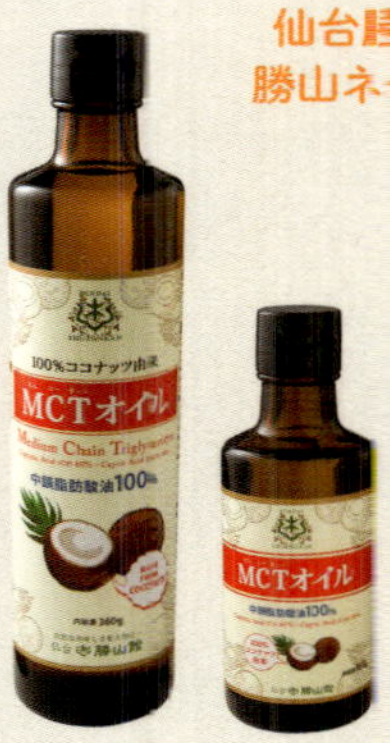

中鎖脂肪酸100％のオイル。原料はココナッツのみ。無味無臭なのでくせがありません。脂肪酸比率はカプリル酸（C8）60％、カプリン酸（C10）40％。

360g
2,380円
（税込）

165g
1,404円
（税込）

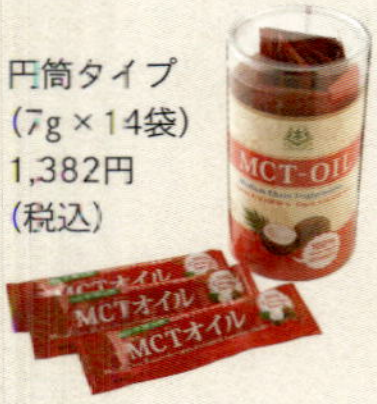

円筒タイプ
（7g×14袋）
1,382円
（税込）

仙台勝山館MCT－Cocoil《ココイル》／勝山ネクステージ株式会社

中鎖脂肪酸87％のオイル。ほのかなココナッツの香りと甘みがあります。脂肪酸比率はカプリル酸（C8）38％、カプリン酸（C10）32％、ラウリン酸（C12）17％で構成されています。

360g　2,380円（税込）

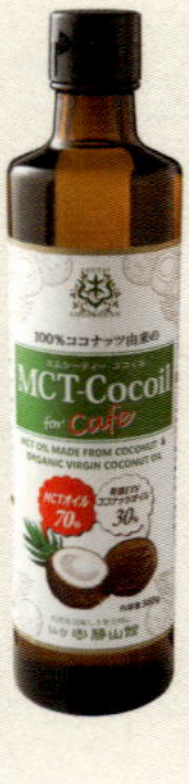

ココナッツオイル

ココナッツの種子内部にある胚乳から抽出された油脂で、脂肪酸の比率は中鎖脂肪酸が約60％、長鎖脂肪酸が約40％。中鎖脂肪酸の80％がラウリン酸（C12）のため、MCTオイルと比較するとケトン体の生成、促進が緩やかと言われています。

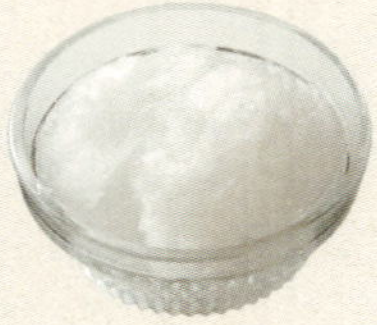

Coconati
ココナッツバター
200mℓ
1,512円
（税込）

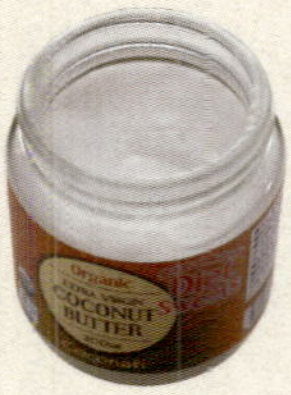

ココナッツバター

ココナッツバターはココヤシの種子に含まれる固形胚乳をすりつぶしたもの。市販品はボトル入りのものが多いようです。料理やお菓子作りに使うことができます。

ギー

無塩バターをさらに煮詰め精製し、たんぱく質や水分、不純物などを取り除いた乳脂肪製品。短鎖脂肪酸や中鎖脂肪酸の量もバターの約2倍。手作り（p.18）もできますが、市販品も一部スーパーやインターネットで販売されています。

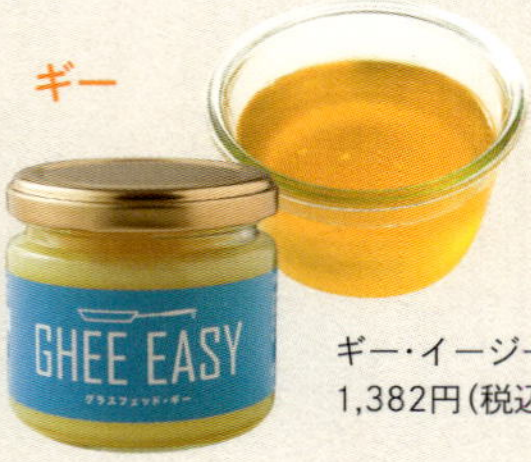

ギー・イージー 100g
1,382円（税込）

仙台勝山館MCTオイルマヨネーズ／勝山ネクステージ株式会社

原料の約7割をヘルシーなMCTオイルとイタリア産EXオリーブオイルを約半分の割合でブレンドしたマヨネーズ。マヨネーズは低糖質のおすすめ調味料です。

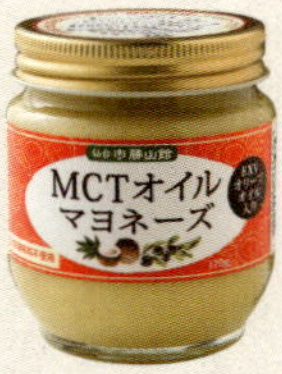

170g
860円
（税込）

※内容量、価格は2017年12月現在のものです。

Part 3

まずは1週間、そして３週間と続けましょう

バターコーヒー ダイエットのやり方

ダイエットのやり方はカンタンです。

朝のバターコーヒーを飲むと同時に糖質制限してください。

1週間の献立を決めて、好スタートをきりましょう。カロリーは気にする必要はありません！

ケトン体チェックの方法も紹介します。まずは1週間、その後3週間、
1ヶ月、3ヶ月…を目標にダイエットを続けて、スリムな体を手に入れてください。

ダイエットを
始める前に…

- 自分に合った食事パターンを
初級、中級、上級コースから選びましょう
- 1週間の献立を立ててみましょう
- 食事で血糖値の数値がどう上下し、
ケトン体がどのように出現するか、知りましょう
- 食事の記録をつけましょう

バターコーヒーダイエットをはじめましょう！

MCTオイルで脂肪燃焼するしくみがわかったところで、ダイエットを実践しましょう。
はじめる前に、自分の生活に合わせた食事パターンを決めて献立計画をたて、実行するようにすると失敗がありません。ポイントをしっかり守っていただければカロリーは気にしないで大丈夫です。

Plan 1 自分にあった食事パターンを選ぶ！

初級から上級まで3段階の食事パターン(p.12〜13)のうち、無理せず出来そうな方法を選んでください。

	初級コース	中級コース	上級コース
朝	バターコーヒー	バターコーヒー	バターコーヒー
昼	普通食	主食抜き	バターコーヒー
夜	主食抜き	主食抜き	主食抜き

Plan 2 献立を決める

食事パターンを決めたら、どんな食事にするかイメージしてみましょう。ここではPart2のレシピ(p.42〜55)を中心に紹介しています。

食事のルール

❶ 朝はバターコーヒーのみにする。その際、主食などの糖質は摂らないこと（糖質を14〜15時間摂らないで脂肪を摂るとケトン体が出現します。糖質と脂肪を両方摂ってしまうとケトン体は出現しません）。
❷ 夕食は主食のごはんやパンを抜く（インスリンの出を抑えてケトン体質になるための近道です）。
❸ 昼食は主食を食べてOK。p.22〜23を参考に、主食の糖質量に留意しましょう。ケトン体を出すためには糖質量一日50gを目安に。
❹ 会食、飲み会などで糖質を摂り過ぎてしまったときは、強度の強いコースを一時的に選んで。

● 献立の例

朝食
MCTオイル入りバターコーヒーを飲む

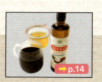

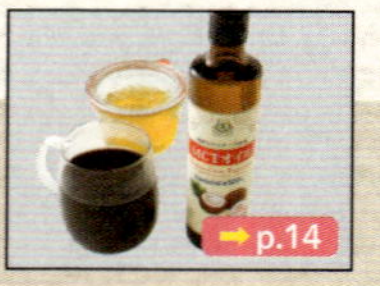
p.14

昼食 強度別に食事を選びましょう。

初級　普通食

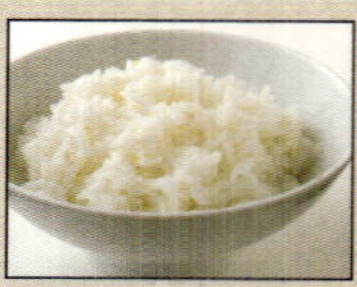
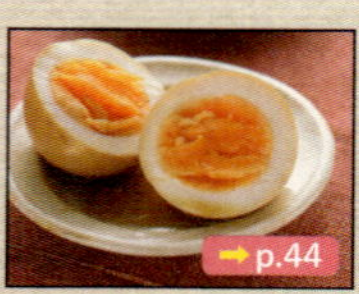
p.44
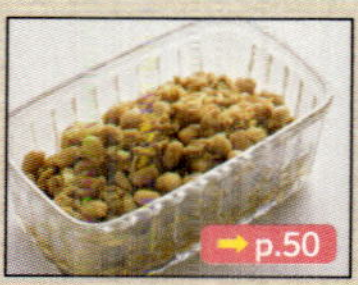
p.50
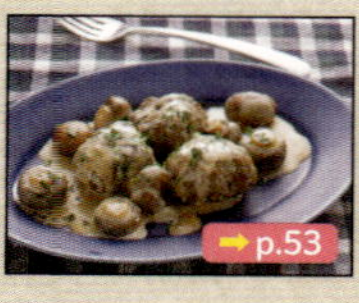
p.53
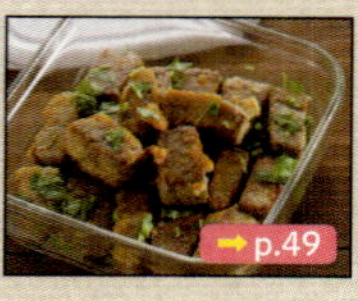
p.49

主食、主菜、副菜などをバランスよく食べましょう。主食は食べ過ぎに注意して。

中級　主食抜き

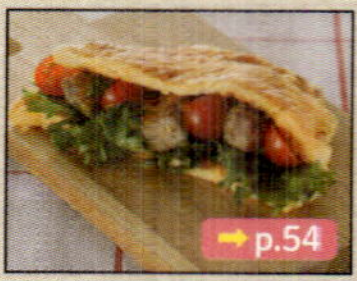
p.54
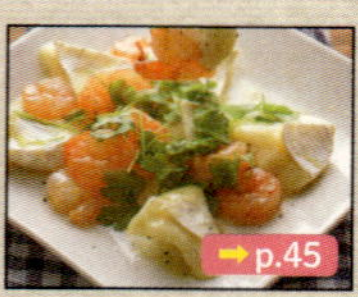
p.45
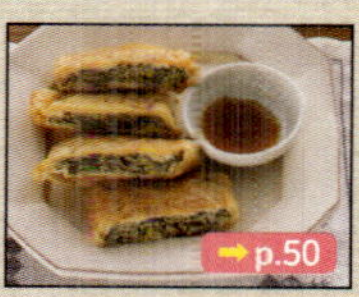
p.50
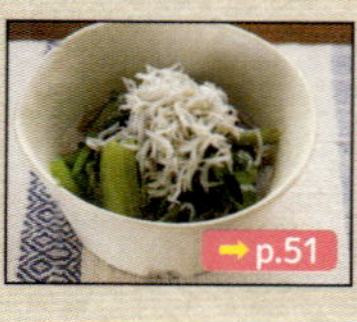
p.51
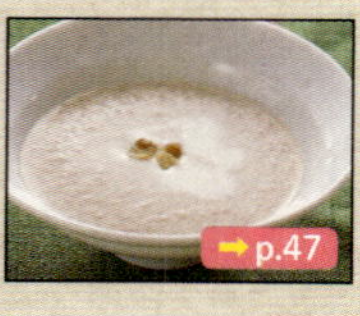
p.47

主菜、副菜などをバランスよく食べましょう。バターコーヒーをプラスしてもOKです。

上級　バターコーヒー

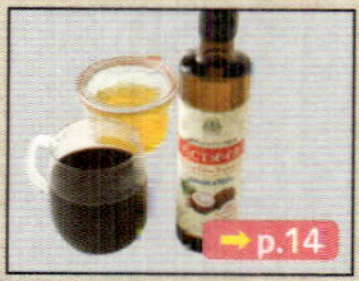
p.14

朝食に続き、昼食もバターコーヒーのみにしましょう。

夕食 主食を抜いて、主菜、副菜をバランスよく食べましょう。晩酌するなら、蒸留酒がおすすめ。バターコーヒーをプラスしてもOKです。

主食抜き

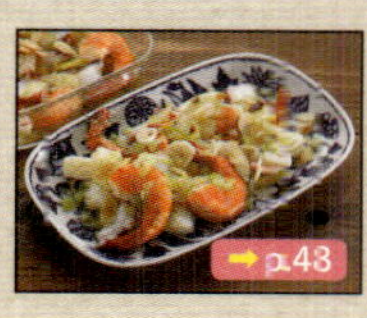
p.48
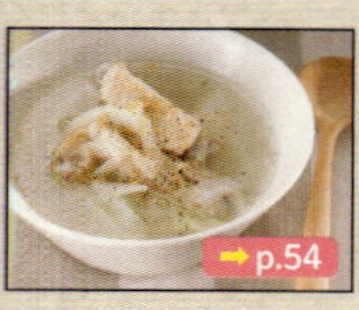
p.54
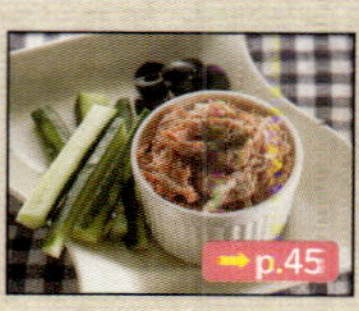
p.45
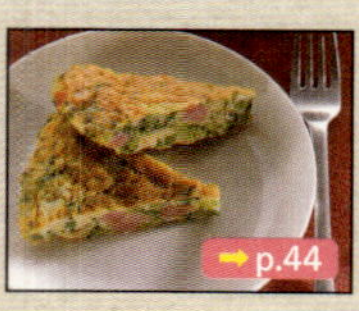
p.44
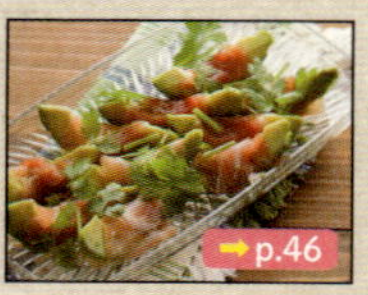
p.46

ダイエット献立表

※コピーしてお使いください。

			月曜	火曜	水曜	木曜	金曜	土曜	日曜
朝食			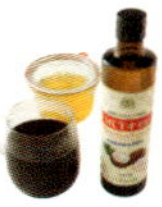	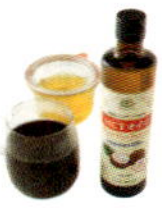	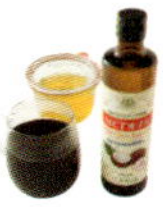	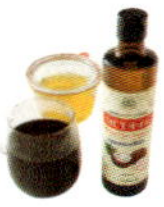	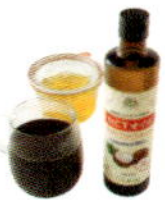	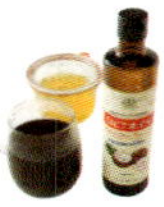	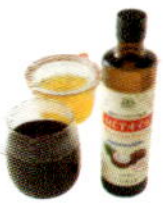
昼食	普通食	主食							
		主菜							
		副菜							
		もう1品							
	主食抜き食	主菜							
		副菜							
		もう1品							
	バターコーヒー		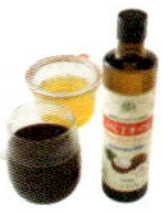	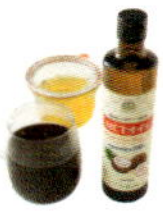	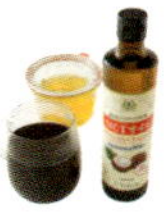	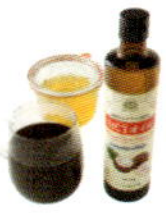	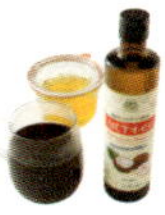	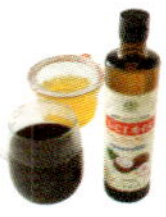	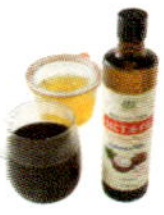
夕食	主食抜き食	主菜							
		副菜							
		もう1品							

1週間の献立を立ててみましょう。献立を作る家族や周りの人にダイエットの意志を伝えておくといいでしょう。

血糖値、ケトン体値は？

バターコーヒーダイエット時の血糖値とケトン体値の変化

リブレで
測ってみると……

食べたものによって血糖値とケトン体値がどのように変化するのかを、専用の計測器リブレで調べてみました。糖質を摂ると血糖値が急上昇し、逆にケトン体値が下がるということが、明確な数値によって理解できます。

○バターコーヒーダイエット一日の血糖値の変化

初級コース

昼食が普通食だと食後の血糖値が急上昇。夕食は主食を抜いても、食材や調味料に含まれている糖質によって、思ったより血糖値が上昇しました。

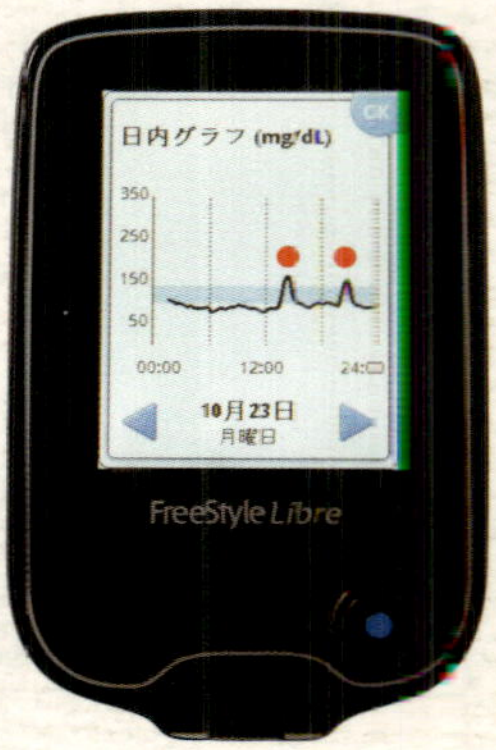

中級コース

昼食と夕食の主食抜きは、ダイエットのギアを上げるときに最適な方法。主食以外の食材に糖質が入っていても少量なので血糖値の上がり方も緩やかです。

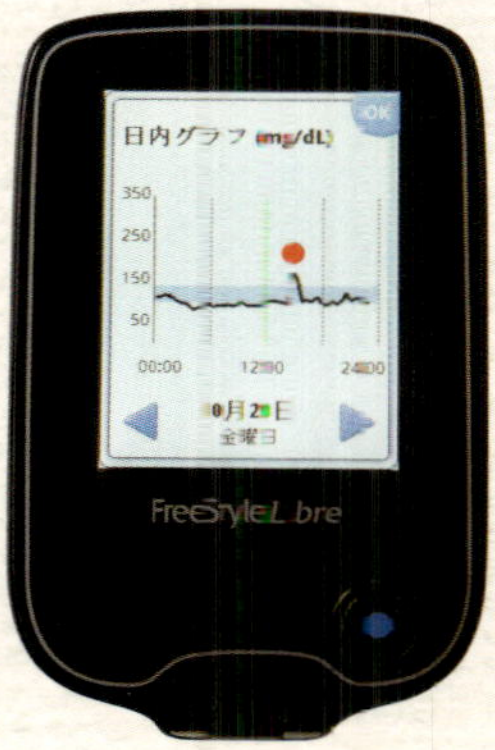

上級コース

朝食と昼食はバターコーヒーだけで、夕食は主食抜きのややハードな方式。夕食も肉中心の食事なら、一日の血糖値はほぼ上がることがなく推移！

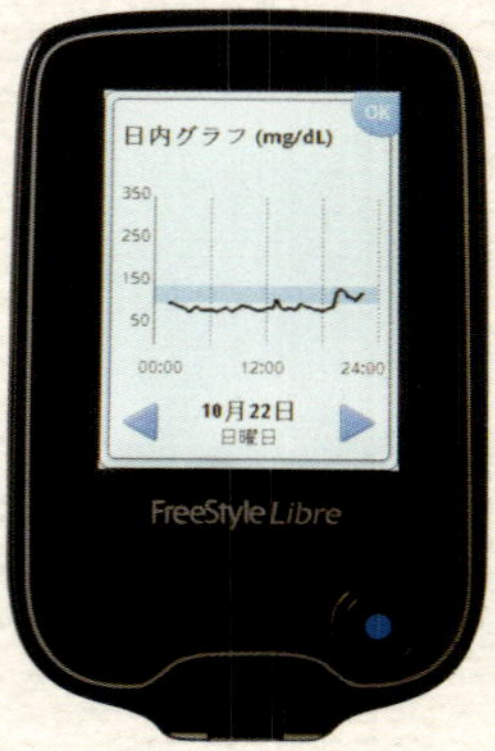

血糖値計測記録

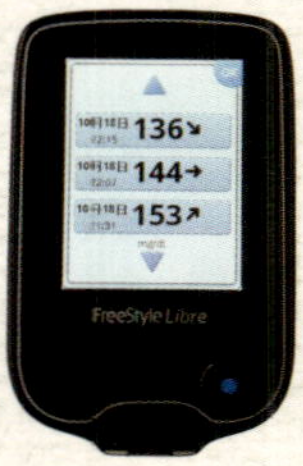

食事直後、30分後、1時間後と計測時間で、血糖値の推移が矢印で表示されます。

血糖値とケトン体値計測記録

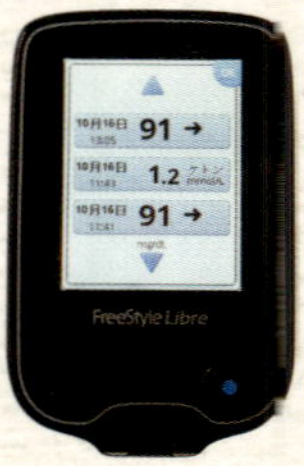

専用チップで測ったケトン体値も、血糖値とあわせて時系列で記録されます。

現在リブレは、糖尿病治療でインスリン使用の方は保険適応で、リブレを扱っている医療機関では自費でどなたでも購入できます。

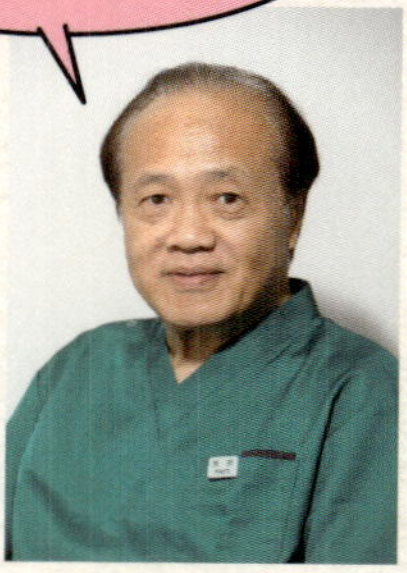

リブレと尿検査キットを使ったライターMの感想

ごはんやパンなどの主食が血糖値を上げるという知識はありましたが、実際に数値で表示されると愕然とします。尿にケトンが出たのは、ダイエットスタートから10日過ぎくらい。リブレのケトン体値は、昼食前が一番高く、最高時は1.2mmol/lの高ケトン体値をマーク！ でも、昼食で糖質を摂ると血糖値の急上昇とあわせ、ケトン体値も0.5mmol/lまで、すぐに下降してしまいました。この体験で、糖質とケトン体の関係がよくわかりました。

※健常人での測定結果ですが個人差があります。リブレで計測するケトン体値は1.0mmol/l(1000μ mol/l)以上は高ケトン体値とされています。0.6mmol/l(600μ mol/l)以下は基準値です。

リブレを使ったケトン体値の測り方

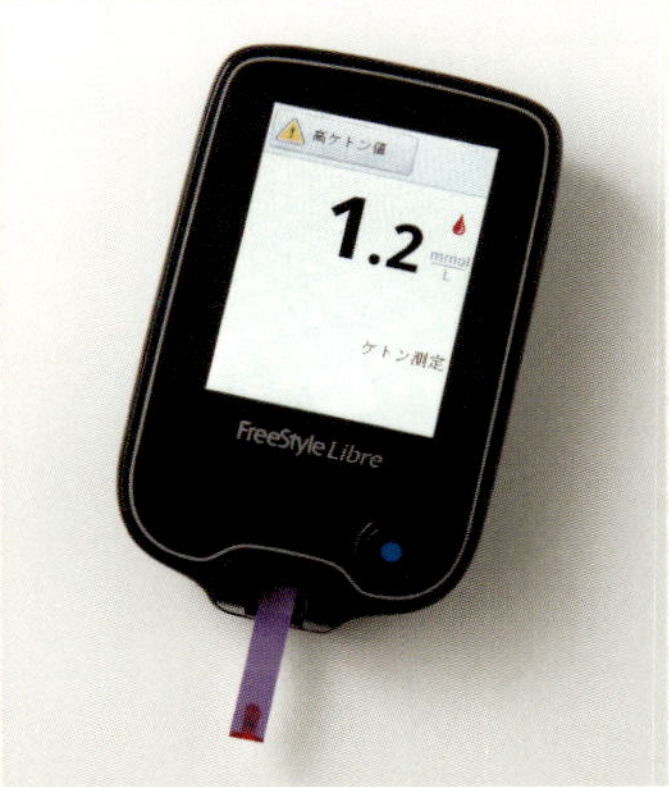

チップに血液をのせてケトン体値を計測

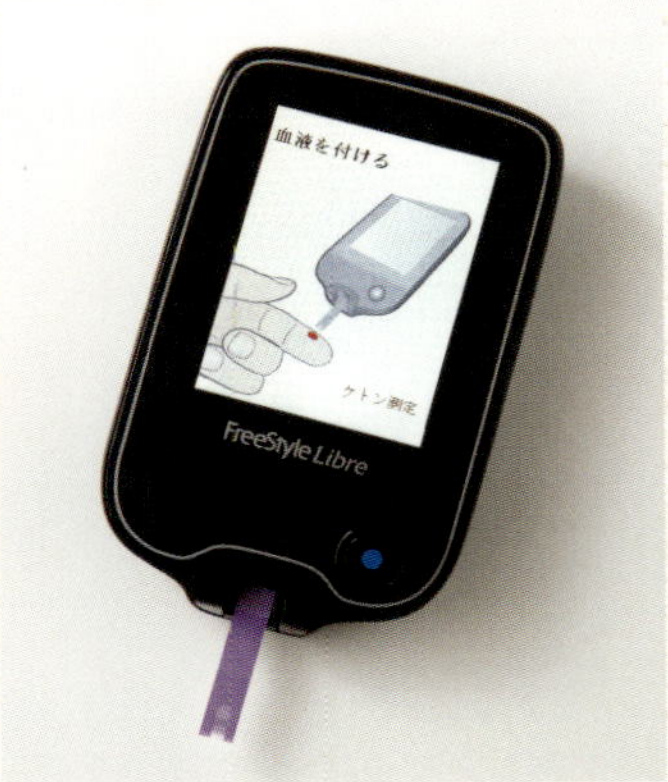

ケトン体値測定電極をモニターにセット

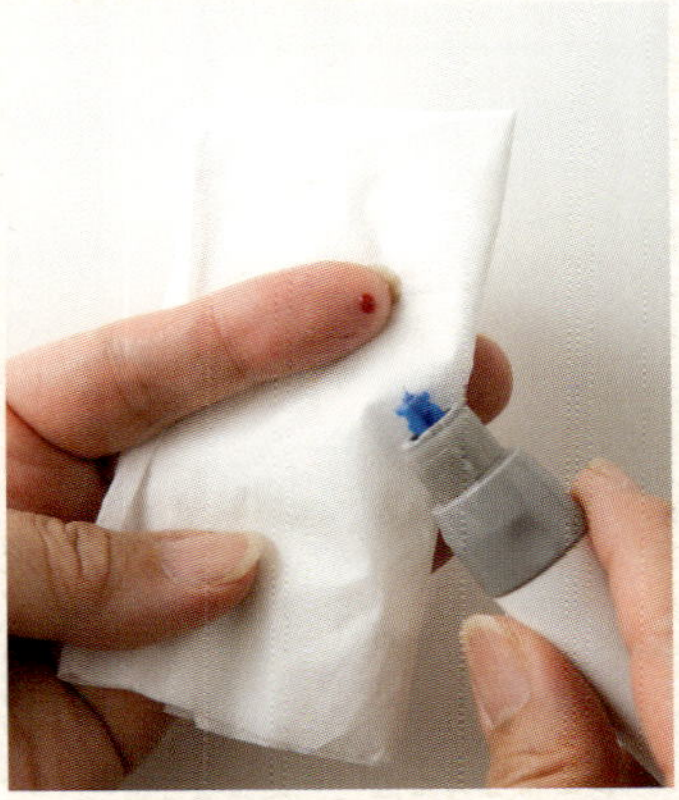

穿刺をして血液を採取

ケトン体の基準値

血液中の総ケトン体の基準値は、日常的に3食以上糖質を摂っている場合には26〜122μmol/lとされます。リブレは、ケトン体の1つであるβ-ヒドロキシ酪酸を計測するもので、基準値は0.6mmol/l(600μmol/l)以下となっています。尿検査ではアセト酢酸、血液検査ではβ-ヒドロキシ酪酸を計測し、その合計が総ケトン体値です。アセト酢酸が300μmol/lなら、β-ヒドロキシ酪酸は700μmol/lくらい(3:7の比率)で総ケトン体値は1000μmol/lになります。

尿検査で
測ってみると……

採取した尿に専用の試験紙を漬けて、試験紙の色の変化によってケトン体の量を知ることのできるキット。手軽なケトン体値出現の有無を調べる測定法としておすすめです。

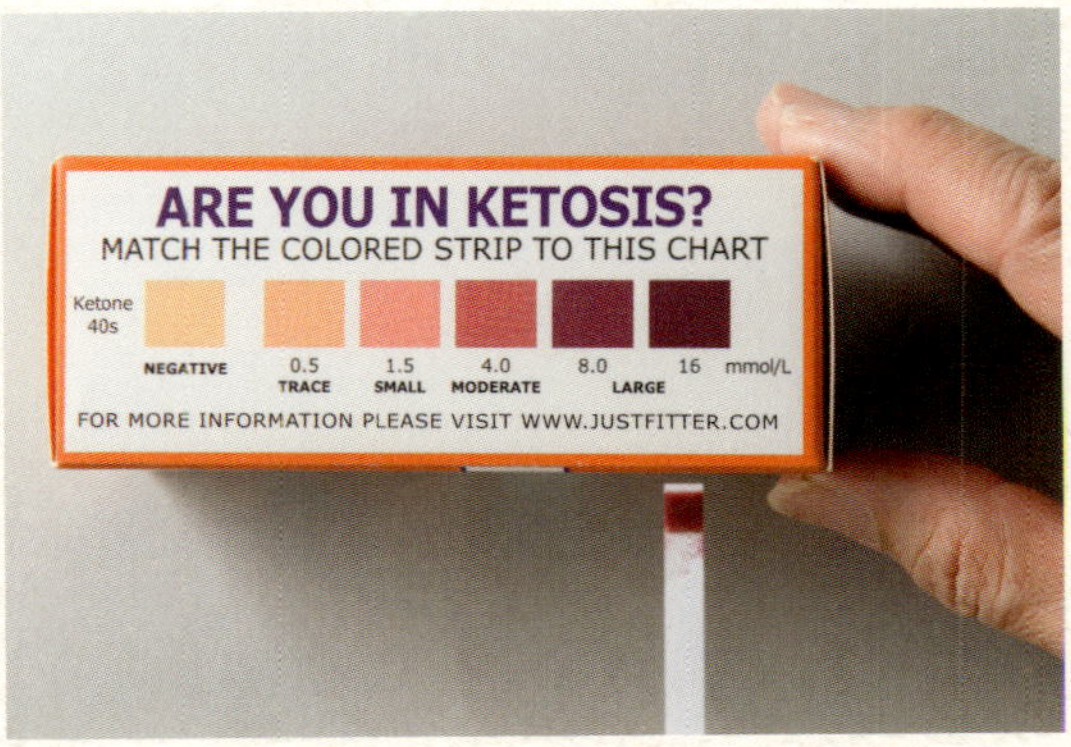

試験紙の色がベージュならケトン体は出ていません。色が濃い紫になるほどケトン体値が高いことを示します。

ケトスティックス
Just Fitter Ketone Test Strips

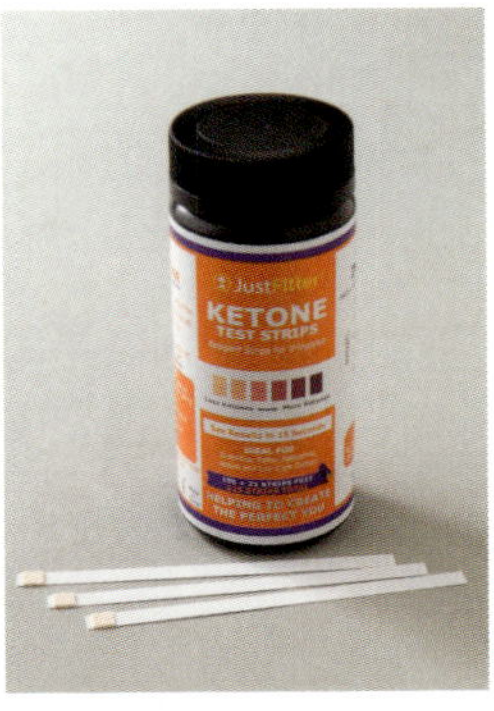

ケトン体値尿検査試験紙。ケトン体のひとつであるアセト酢酸を計測し、濃度が高くなるほど、ケトン体値が高いことを示します。写真は海外の参考商品ですがインターネットなどで購入できます。ケトン体ダイエットのモチベーション維持にも。

※商品のお問い合わせはお受けできません。

Free Style リブレ

読取装置
(Reader)

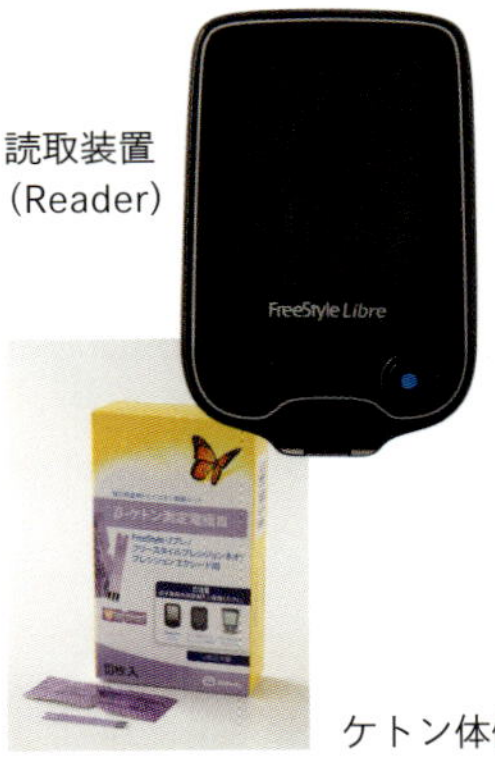

ケトン体値を測るための測定電極。

リブレは、皮膚に装着したセンサーで血糖値を測定し、専用のモニターでスキャンすると、その時点での血糖値が表示される装置。センサーでは2週間の連続測定と記録ができます。

※ケトン体値測定キットは別売りです。

※詳しくは宗田マタニティクリニック、もしくはお近くの医療機関へお問い合わせください。

月　日（　）	月　日（　）	月　日（　）	備考
朝食　時　分	朝食　時　分	朝食　時　分	
昼食　時　分	昼食　時　分	昼食　時　分	
夕食　時　分	夕食　時　分	夕食　時　分	
間食　時　分	間食　時　分	間食　時　分	
体重　朝　kg 夕　kg	体重　朝　kg 夕　kg	体重　朝　kg 夕　kg	

▷バターコーヒーダイエット記録表

※コピーしてお使いください。

月　日（　）	月　日（　）	月　日（　）	月　日（　）
朝食　時　分	朝食　時　分	朝食　時　分	朝食　時　分
昼食　時　分	昼食　時　分	昼食　時　分	昼食　時　分
夕食　時　分	夕食　時　分	夕食　時　分	夕食　時　分
間食　時　分	間食　時　分	間食　時　分	間食　時　分
体重　朝　kg 夕　kg	体重　朝　kg 夕　kg	体重　朝　kg 夕　kg	体重　朝　kg 夕　kg

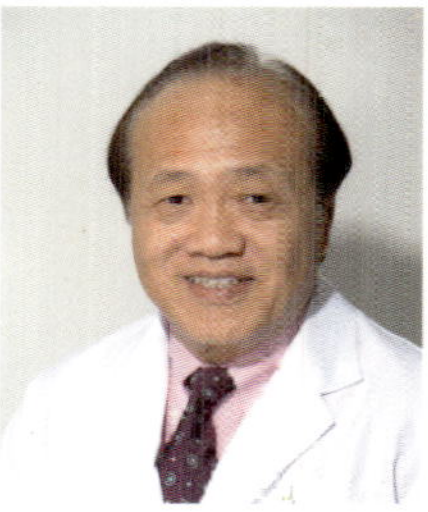

監修　宗田哲男（むねた・てつお）

1947年千葉県生まれ。1965年北海道大学理学部地質学鉱物学科入学。卒業後は国際航業に入社、地質調査などに従事。その後医師を志し、1973年帝京大学医学部入学。卒業後は小豆沢病院、立川相互病院勤務を経て、1992年千葉県市原市に宗田マタニティクリニック開院。著書に『ケトン体が人類を救う　糖質制限でなぜ健康になるのか』（光文社）、『「ケトン体」こそ人類史上、最強の薬である　病気にならない体へ変わる“正しい糖質制限”』（カンゼン）、監修に『まんがケトン体入門　糖質制限をするとなぜ健康になるのか』（光文社）、『ケトン体ダイエットレシピ』（扶桑社）などがある。近年はFacebookグループ「糖質制限」「糖質制限・ケトン体の奇跡」代表。糖尿病妊娠、妊娠糖尿病の糖質制限による管理で成果をあげている。

宗田マタニティクリニック　tel 0436-24-4103

商品協力
＊勝山ネクステージ株式会社
（仙台勝山館MCTオイル）
〒980-0011
宮城県仙台市青葉区上杉5丁目3-36 第三勝山ビル2F
tel 022-722-3750
http://www.shozankan-shop.com/

＊オークス株式会社
（グリルピザプレート）
〒955-0842
新潟県三条市島田2-8-3
tel 0256-35-1211
http://www.auk-ltd.co.jp/

Staff
撮影　山本ひろこ
　　　安田裕（Part2）
アートディレクション　尾崎文彦（tongpoo）
ブックデザイン　目黒一枝、藤原瑞紀、
　　　　　　　　島崎未知子（tongpoo）
料理　キムアヤン
栄養計算　足達芳恵
イラスト　西田ヒロコ
編集協力　松井和恵
編集制作　早草れい子

参考文献
宗田哲男『ケトン体が人類を救う　糖質制限でなぜ健康になるのか』（光文社）
宗田哲男（監修）『ケトン体ダイエットレシピ』（扶桑社）
江部康二（監修）『増補新版　食品別糖質量ハンドブック』（洋泉社）

MCTオイルをプラスでさらに効果的
ケトン体でやせる！
バターコーヒーダイエット

2017年12月20日　初版印刷
2017年12月30日　初版発行

監修者　宗田哲男
発行者　小野寺優
発行所　株式会社河出書房新社
〒151-0051　東京都渋谷区千駄ヶ谷2-32-2
電話　03-3404-8611（編集）
　　　03-3404-1201（営業）
http://www.kawade.co.jp/

印刷・製本　凸版印刷株式会社

ISBN978-4-309-28662-4
Printed in Japan